飲み薬だけで治る！C型肝炎

虎の門病院肝臓内科医長
芥田憲夫

法研

はじめに

２０１５年８月、Ｃ型肝炎に対する新たな治療薬が健康保険の適用となりました。この薬は、毎日１錠を12週間飲み続けることで、Ｃ型肝炎ウイルスを消すことが期待できます。国内の臨床試験（治験）では、さまざまな条件の患者さんが全員、ウイルスが消えたことが確認されています。すなわち、Ｃ型肝炎は「飲み薬だけで治せる」時代になってきたのです。

Ｃ型肝炎ウイルスによる慢性肝炎は、肝硬変や肝がんに進みやすいことが知られています。肝硬変を飛び越えて、いきなり肝がんを発症するケースも珍しくありません。これらを防ぐために、ウイルスを消すための治療が重要なのです。一方で、これまでの治療では、副作用の強いインターフェロンの注射が必要でした。そのため、多くの高齢者の方は、治療を受けられなかったのが実情です。それがインターフェロンの注射なしで、つらい副作用に苦しめられることもなく、毎日錠剤を飲むだけで「治せる」ようになったのです。

ただ、今回の新たな治療薬は肝硬変が進んでしまった方には使えません。そのため、肝硬変が進んでしまう前に、すなわち慢性肝炎や軽度の肝硬変のうちに、受診して治療を始めることが大切なのです。

本書は、このような新時代のC型肝炎治療を、患者さんやそのご家族を中心に幅広い方々にお知らせすることで、一人でも多くのC型肝炎の患者さんに、「ウイルスを消す」治療を受けていただくことを第一の目的にしています。未治療によって、将来、肝硬変や肝がんで苦しむ方を少しでも減らすために、本書をお役立てください。

２０１５年12月

芥田　憲夫

目次

第4章

飲み薬だけで治りました

ダクラタスビルとアスナプレビルの併用療法での治癒例

第5章

なぜ、C型肝炎治療が必要なのか

第6章

気になる疑問を解決！　C型肝炎Q&A

〈協力者一覧〉
ブックデザイン／杉原瑞枝（オフィスSORA）
本文イラスト／桑山 実（セーヴル）
編集協力／近藤昭彦　松井美樹

第1章

「ほとんど治せる」新薬が登場！

C型肝炎っていったいどんな病気？

肝がんの約80％はC型肝炎が原因

１９７５年以降、肝がんによる死亡者数は、男女ともに急速に増加してきました（左の上のグラフ）。現在、日本では、１年間で約３万人の方たちが肝がんで亡くなっています（『平成26年人口動態統計（確定数）の概況』厚生労働省）。

その原因を調べてみると、転移を除き、肝がんを発症した人のうちの約８割がC型肝炎がもとになっているとみられています（左の下のグラフ・国立国際医療研究センター「肝炎情報センター」ホームページ）。

これに対して、国（厚生労働省）としても肝炎対策に取り組んできました。

その一つが、２００２年度から自治体の節目検診などに導入された肝炎のウイルス検査です。この場合の節目検診とは、40歳以上を対象に、生活習慣病の予防、早期発見、早期治療を目的に実施される基本健康診査（住民検診）です。肝がんの主な原因となっているC型肝炎を早期に発見することで、肝がんを減らそうというわけです。

これほど私たちにとって身近な病気であるC型肝炎ですが、自分自身の問題としてとらえている人はまだ少ないのが現状です。

肝がんによる死亡者数の推移

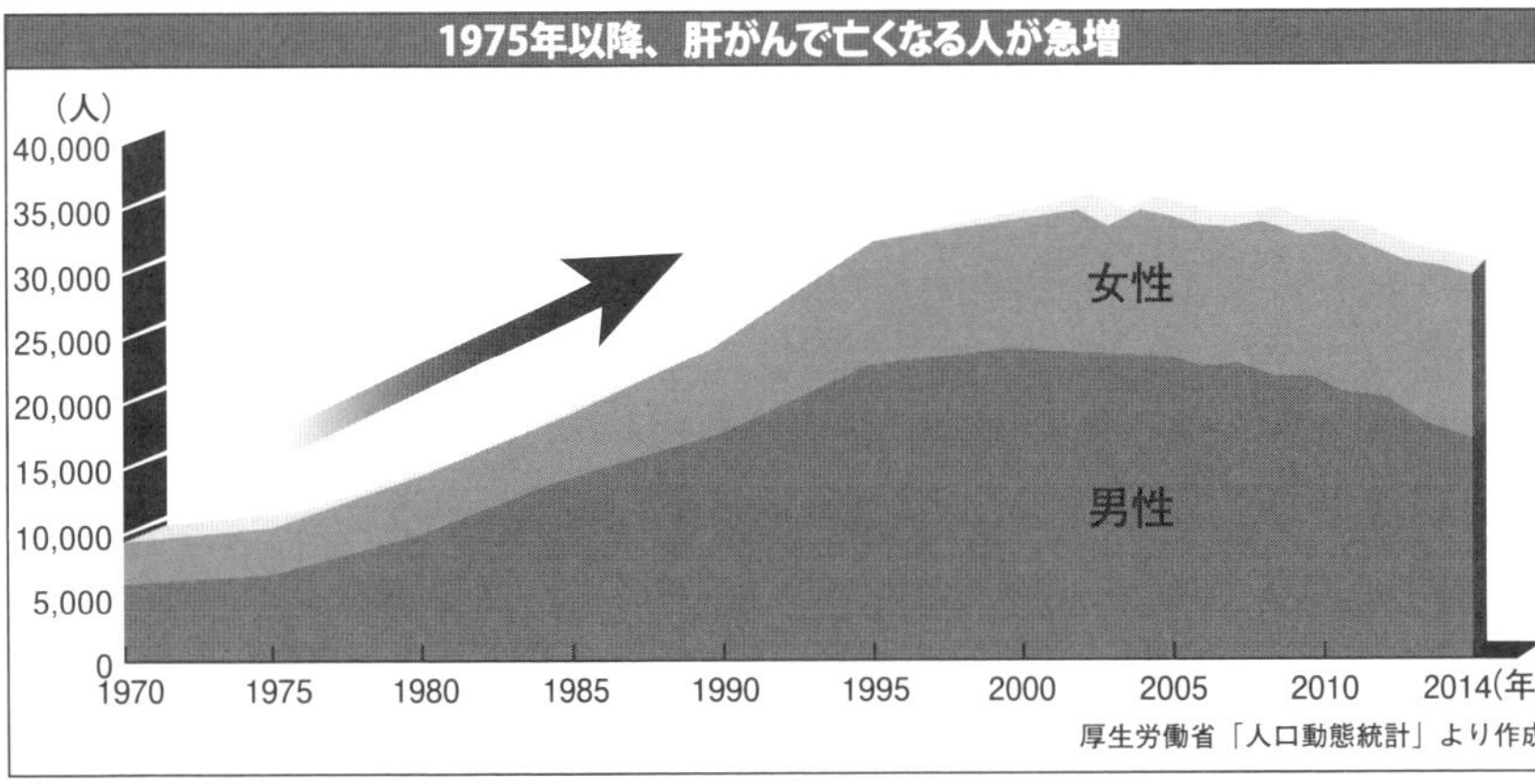

肝がんの原因

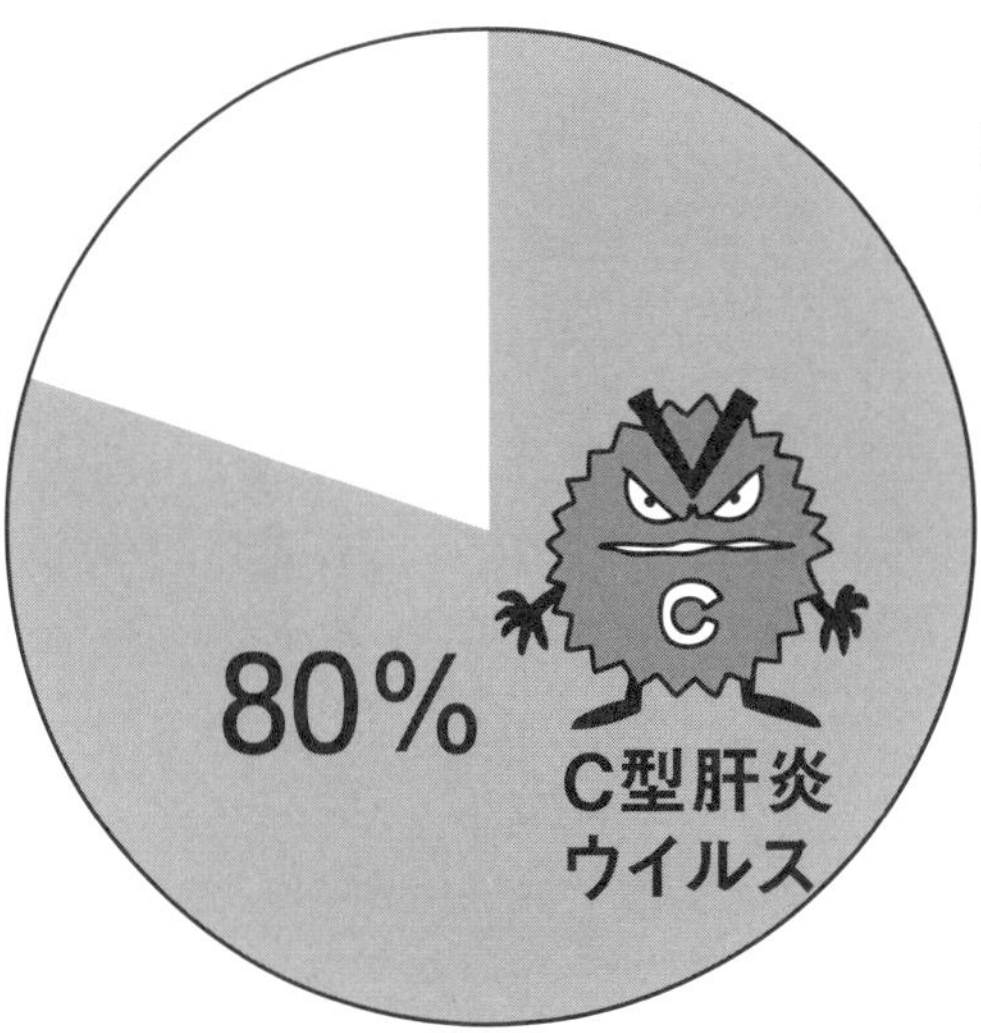

肝がん患者の8割はC型肝炎ウイルスに感染

肝がんを発症した人の約８割は、C型肝炎が原因となっている。

国立国際医療研究センター
「肝炎情報センター」ホームページより作成

肝臓病の原因はアルコールだけじゃない

C型肝炎は、いうまでもなく肝臓の病気です。肝臓にダメージを与えるものといえば、誰もがまっさきにアルコールを思い浮かべることでしょう。たしかに、肝臓にはアルコールを分解する働きがあるので、お酒を飲み過ぎればそれだけ肝臓に大きな負担をかけることになります。事実、過剰な飲酒が原因となる「アルコール性肝障害」という病気も存在します。

しかし、なかにはまったくお酒が飲めないのに、肝臓病を発症する人がいます。「お酒を一滴も飲まないのに、なぜ私が？」と腑《ふ》に落ちない患者さんも少なくありません。

一般的に、「肝臓病の原因＝アルコール」という考えが浸透していますが、これは正しいとはいえません。肝臓病の原因となるのは、実はアルコールだけではないのです。

肝硬変の約7割はC型肝炎ウイルスが原因

肝臓病のなかでも、慢性肝炎が進んだ病態である肝硬変の原因のうち、約7割はC型肝炎ウイルス、というデータがあります（左ページのグラフ）。B型も合わせて、ウイルス感染によるものが約9割を占めているのです。

つまり、アルコールよりもウイルスが原因で慢性肝炎から肝硬変を発症している人が圧倒的に多く、お酒を飲む、飲まないはそれほど関係ないのです。

お酒を飲まない人も、慢性肝炎や肝硬変になる危険があるということを覚えておきましょう。

肝硬変の約9割はウイルスが原因

肝硬変を起こしている人のうち、約9割が肝炎ウイルス
感染が原因。アルコール性よりも圧倒的に多い。

肝硬変の原因

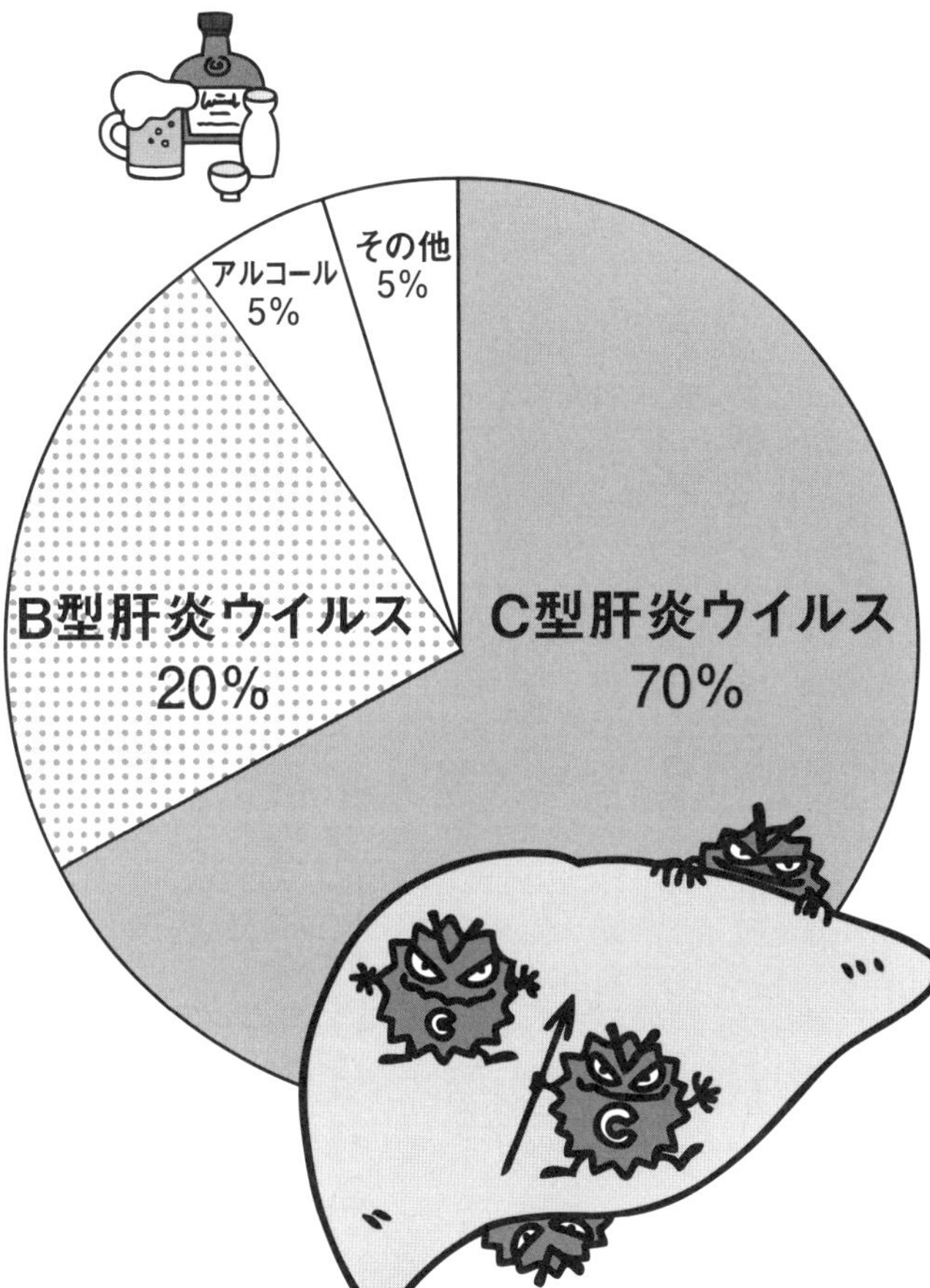

国立国際医療研究センター
「肝炎情報センター」ホームページより作成

肝炎を引き起こすウイルスの種類とタイプ

日本で問題となる肝炎ウイルスは3種類

肝炎の原因となるウイルスには、いろいろなタイプがあります。A型肝炎を起こすのがA型肝炎ウイルス、B型肝炎を起こすのがB型肝炎ウイルス、といった具合に、発見された順番にアルファベットの記号がつけられています。

日本でもっとも患者さんが多いのがC型肝炎で、次に多いのがB型肝炎です。このほかにも、D型肝炎ウイルス、E型肝炎ウイルスなども発見されていますが、日本ではまれです。そのため、日本で問題となるのは、A型、B型、C型の3種類と考えてよいでしょう。

C型肝炎ウイルスの多くは3タイプに分けられる

同じC型肝炎ウイルスのなかでも、遺伝子の特徴によっていくつかのタイプに分類することができます。これをウイルスの遺伝子型といいます。

日本人のC型肝炎の患者さんの場合、ほとんどの人が、1b型、2a型、2b型の3種類のうちのいずれかに分類されます。この遺伝子型によって、治療薬が異なってきます。

C型肝炎ウイルスのタイプ

ウイルスの遺伝子型は大きく「ジェノタイプ1」「ジェノタイプ2」に分けられ、さらに細かく分けると、それぞれにa型とb型がある。日本人のC型肝炎の患者さんの場合、1b型が約70%、残りの30%が2a型と2b型に分類される。

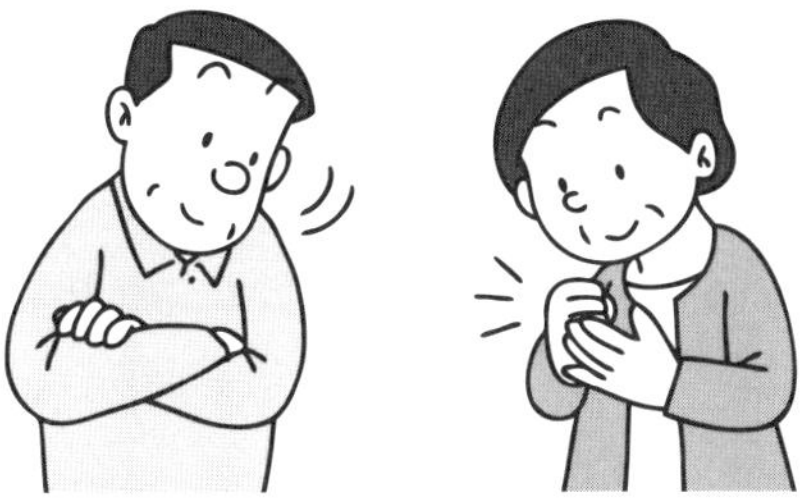

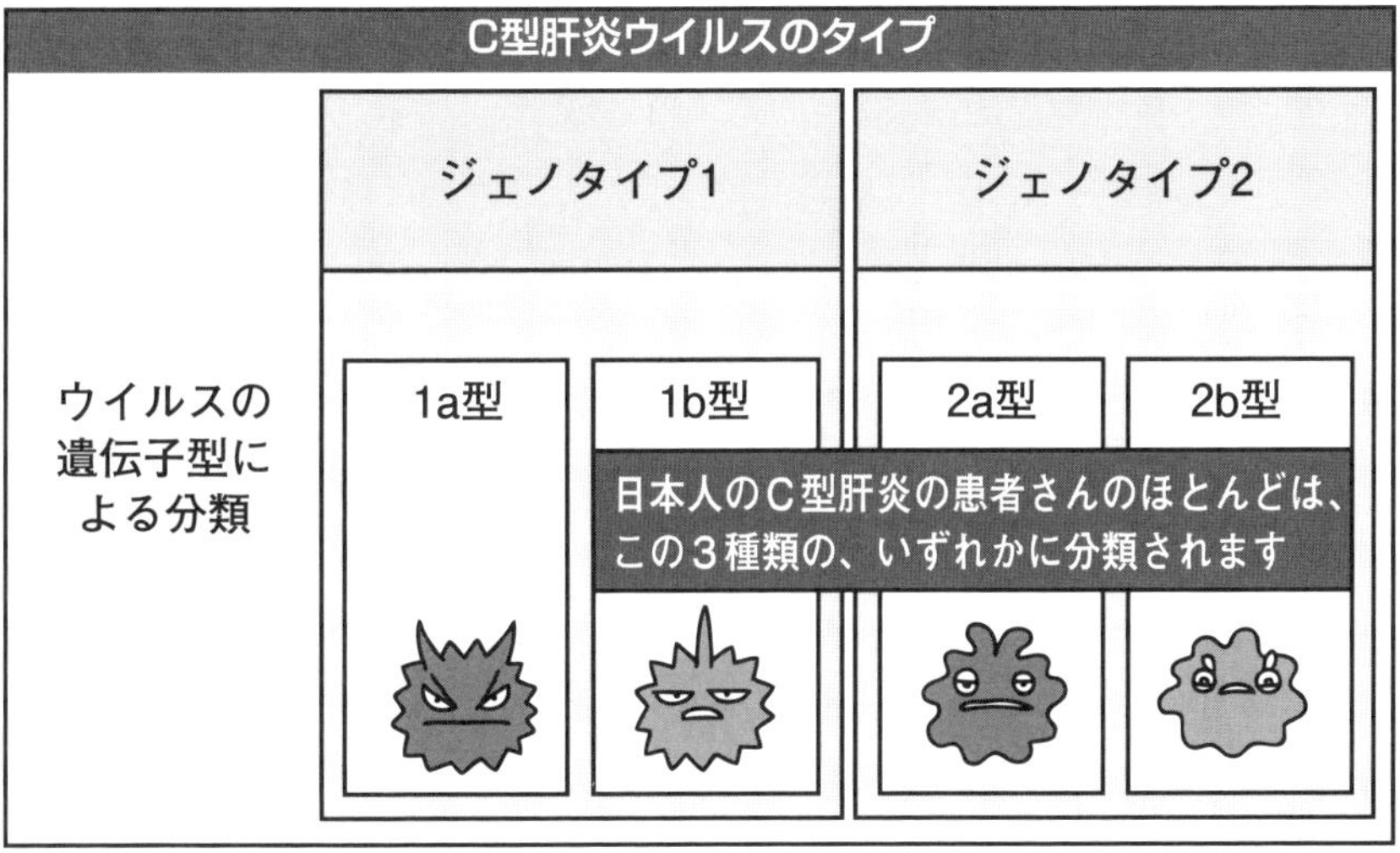

飲み薬1日1錠を3カ月で全員のウイルスが消えた

ウイルスの遺伝子型1型を対象に保険適用

医療の進歩などにより、C型肝炎の治療成績が向上してきたとはいえ、かつてのC型肝炎治療では、治療を受けたくても受けられない患者さんが少なくありませんでした。

そのようななかで、待望の新薬が使えるようになりました。それが、2015年8月に健康保険の適用となった「レジパスビル／ソホスブビル配合剤」（製品名・ハーボニー®配合錠）という飲み薬です。

前ページでも述べたとおり、日本人のC型肝炎は、感染しているウイルスの遺伝子型により、大きく3つのタイプに分類されます。そのうち、この新薬が使えるのは、1型（1b型）のウイルスに感染している患者さんです。

使用法は、1日1錠、12週間（3カ月）服用します。レジパスビル／ソホスブビル配合剤よりも1年前に健康保険適用となった、ダクラタスビル（製品名・ダクルインザ®錠）とアスナプレビル（製品名・スンベプラ®カプセル）という飲み薬2剤による治療法（54ページ参照）では、服用期間は24週間だったため、薬の種類数も服用期間も半減したことになります。

C型肝炎は、飲み薬だけで治療できるようになった

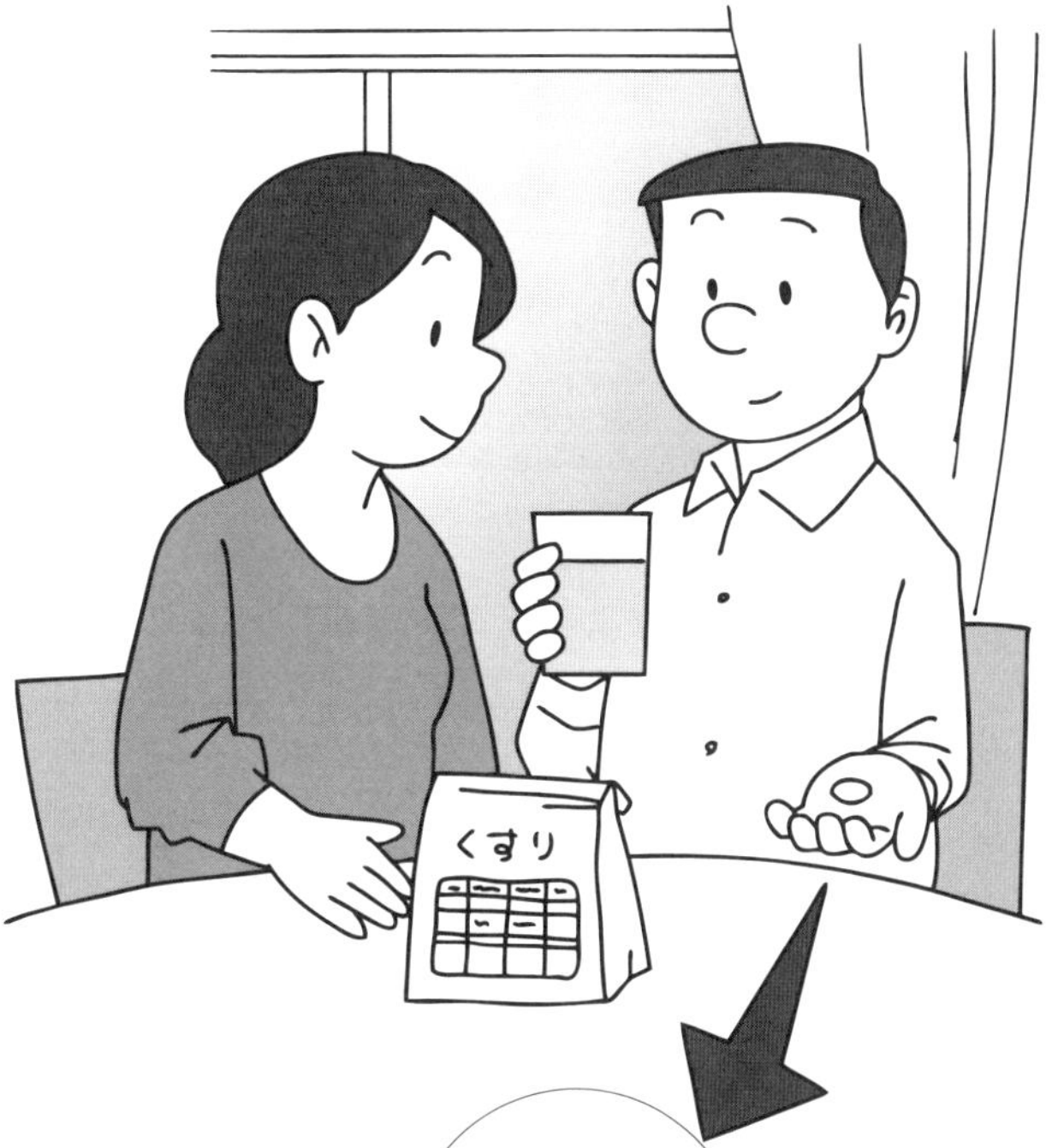

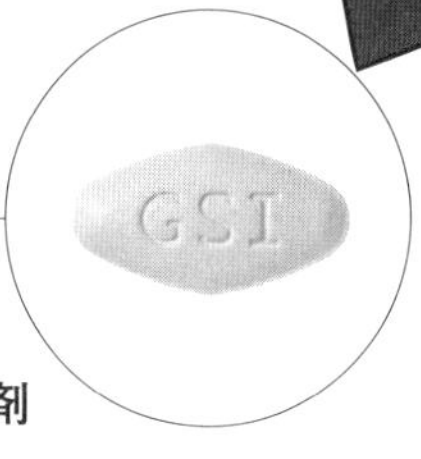

レジパスビル／ソホスブビル配合剤

ハーボニー®配合錠の保険収載の際の一般名は「レジパスビル アセトン付加物／ソホスブビル」となっています。

製品写真提供：ギリアド・サイエンシズ株式会社

レジパスビル／ソホスブビル配合剤でウイルスが消えた人の割合(1)

レジパスビル／ソホスブビル配合剤による治療で、これまでの治療を受けたことがある人もない人も、全員、C型肝炎ウイルスを消すことができた。

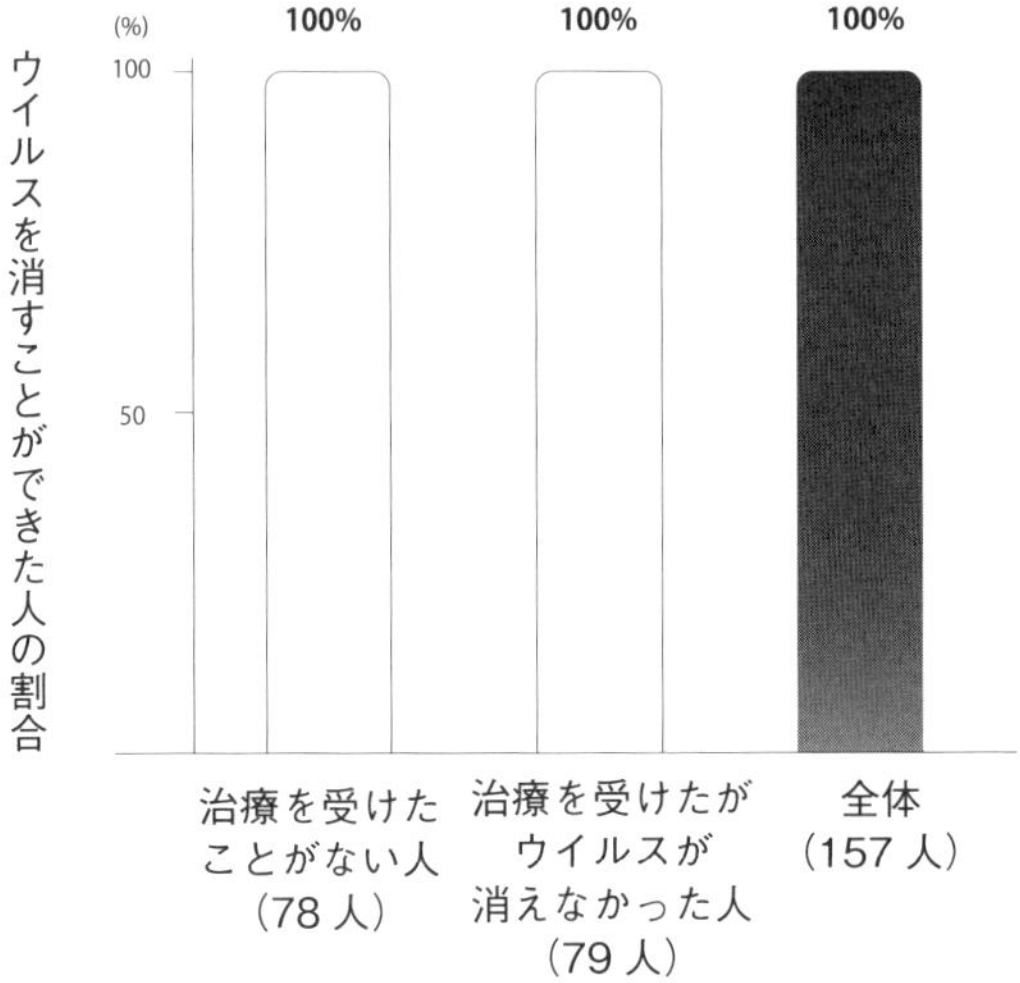

厚生労働省第15回肝炎治療戦略会議資料より作成

臨床試験では全員のウイルスが消えた

国内で行われた臨床試験（治験）では、これまでのC型肝炎治療を受けたことがなかった人はもちろん、治療を受けてもウイルスを消せなかった人も含め、157人全員のウイルスが消えたことが確認されました（上のグラフ）。

しかも、これまでのインターフェロンを含む治療では、さまざまな強い副作用が避けられませんでしたが、この臨床試験では副作用が「ほとんどない」状態でした。これも、非常に大きな進歩といえるでしょう。

通常、ウイルスが検出されない状態を12週間維持できれば「治癒した」「ウイルスが消えた」といえます。この臨床試験では、12週間「ウイルスなし」を維持できた人の全員が、24週間後もウイルスが消えたままでした。

インターフェロンの働き

インターフェロンは、ウイルスを破壊するたんぱく質を活性化させる、などの間接的な働きによってウイルスを退治する。

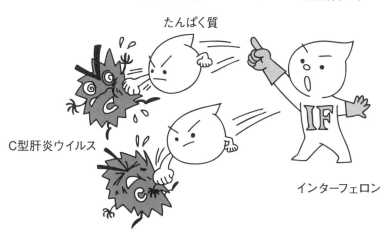

インターフェロンは間接的な働きのみ

この新しい薬、レジパスビル／ソホスブビル配合剤がなぜ、高い治療効果を発揮することができるのか、その1つの要因とみられるしくみをみてみましょう。

これまでのC型肝炎治療の中心となっていたのは、インターフェロンという注射薬です。そもそもインターフェロンは、ウイルスに感染したときに、それを破壊するために私たちの体のなかでつくり出される物質です。インターフェロンは、C型肝炎ウイルスに感染したときにも体内で産生されますが、自然につくり出される量だけでは不十分で、ウイルスを退治することができません。

そこで、体の外から十分な量のインターフェロンを加えて、ウイルスへの攻撃力を強化しよう、というのがインターフェロン治療の考え方です。

細胞の表面には、必要なときにインターフェロンがくっつくことができる箇所があります。ここを「レセプター」といいます。レセプターを鍵穴にたとえるならば、インターフェロンはそこにぴったりとはまる鍵にあたると考えると分かりやすいでしょう。

C型肝炎ウイルスは肝細胞にすみついているため、インターフェロンは肝細胞の表面にあるレセプターに結合し、ウイルスの攻撃に備えます。

ただし、インターフェロンにはC型肝炎ウイルスを直接攻撃する働きはありません。レセプターに結合することで肝細胞に働きかけ、ウイルスを破壊するたんぱく質を活性化させたり、ウイルスの増殖に必要なたんぱく質の産生を妨げたりしながら、ウイルスを退治します。

つまり、あくまでも〝間接的〟な働きにとどまっていたのです。

それぞれのターゲットを〝直接〟攻撃する

一方、新薬のレジパスビル／ソホスブビル配合剤がインターフェロンと大きく違うのは、C型肝炎ウイルスの遺伝子を〝直接〟攻撃することができる、ということです。

レジパスビル／ソホスブビル配合剤は、名前の通り、レジパスビルとソホスブビルという2種類の薬が1つになった錠剤です。どちらもC型肝炎ウイルスの遺伝子を〝直接〟攻撃し、増殖させないようにして、血液中から消してしまう作用があります。そのため、Direct Acting Antivirals=DAAと呼ばれます。

C型肝炎ウイルスに間接的に働きかけるインターフェロンに対し、新薬のレジパスビル

レジパスビル／ソホスブビル配合剤の働き

レジパスビル／ソホスブビル配合剤は、レジパスビルとソホスブビルという2種類の薬が1つになった錠剤。レジパスビルはC型肝炎ウイルスの「NS5A」という領域を、ソホスブビルは「NS5B」という領域を攻撃し、ウイルスが増殖できないように働く。

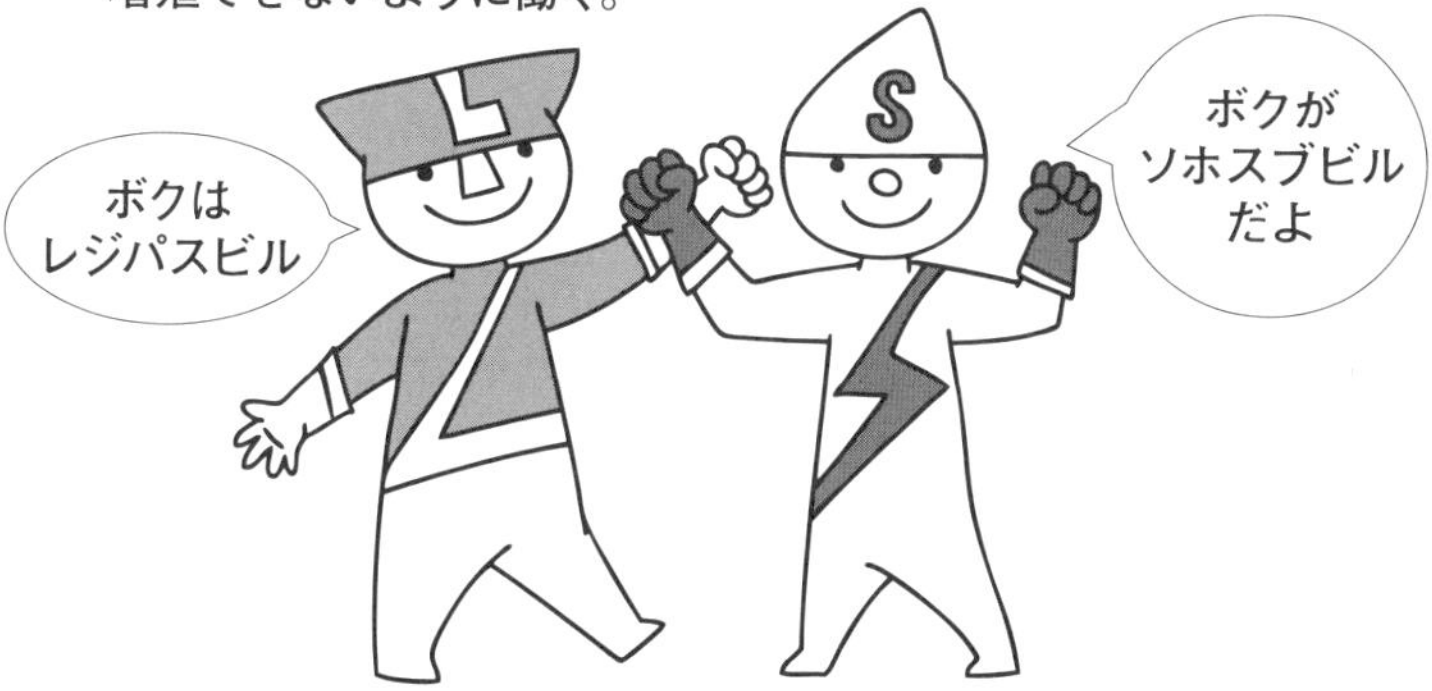

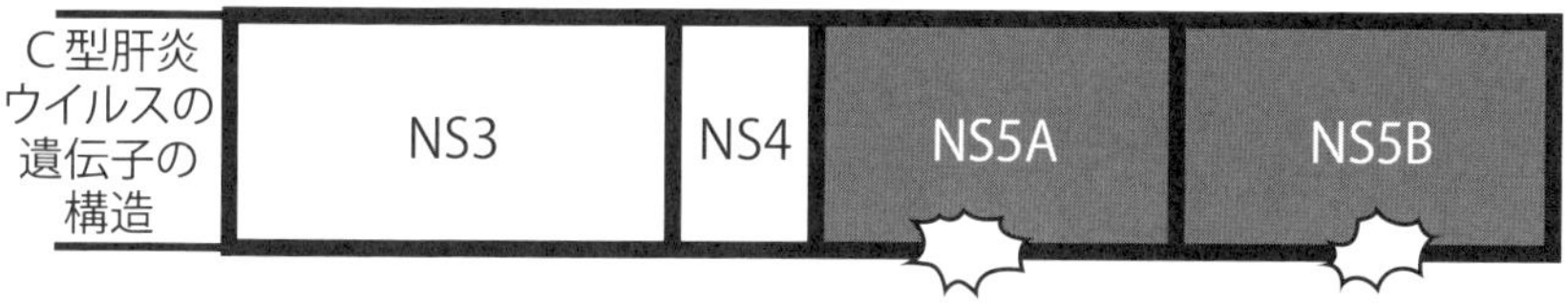

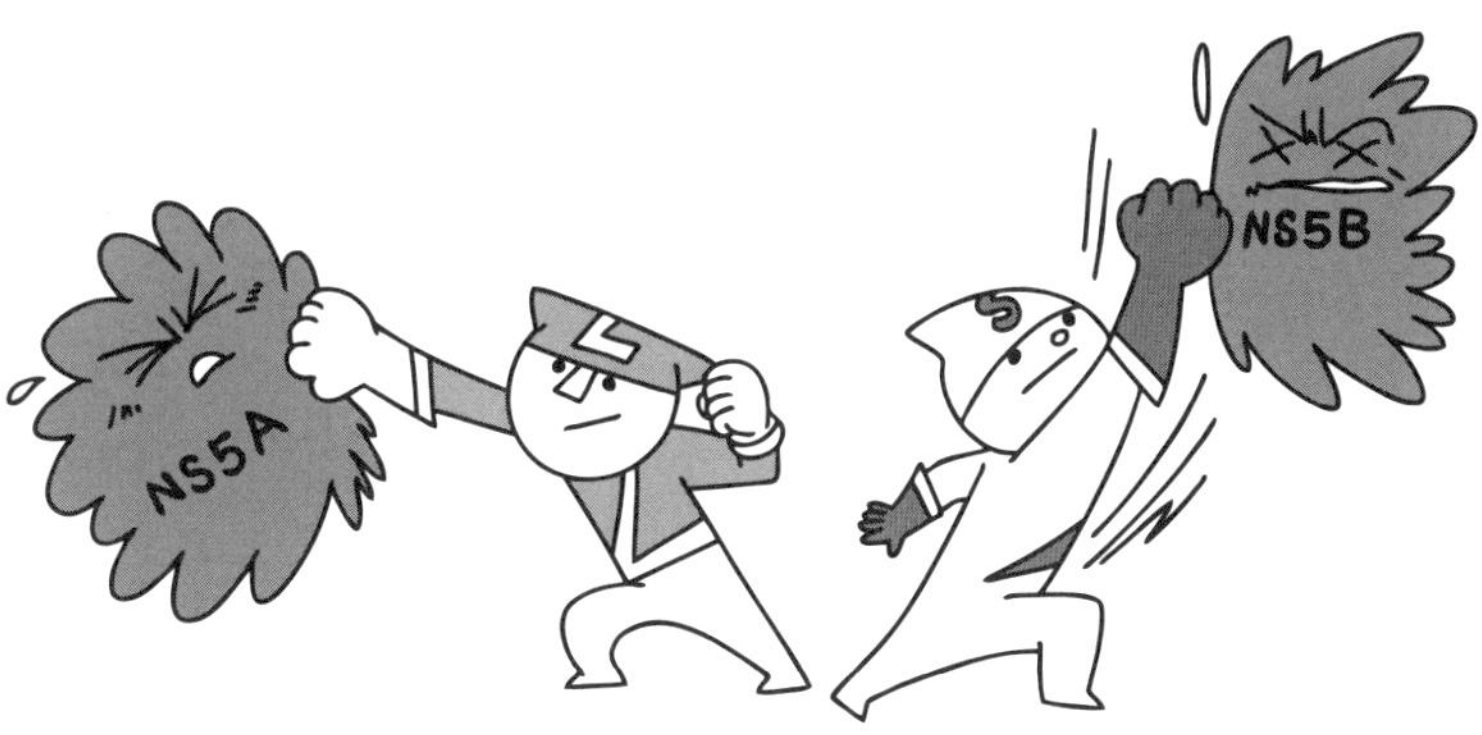

／ソホスブビル配合剤は直接攻撃できる薬剤の一種なのです。

レジパスビルとソホスブビルは、いずれもC型肝炎ウイルスを直接攻撃するという点では共通していますが、攻撃するターゲットが異なります。

C型肝炎ウイルスが増えるのは、ウイルスの遺伝子のなかの「NS3」「NS5A」「NS5B」といった領域の働きによるものです(前ページの図)。そのうち、レジパスビルは、NS5Aという領域を攻撃して増殖させないようにするため、「NS5A阻害薬」と呼ばれます。一方、ソホスブビルのターゲットはNS5Bという領域であり、さらにそのなかのポリメラーゼというたんぱく質を攻撃してウイルスが増殖できないように働くため、「NS5Bポリメラーゼ阻害薬」と呼ばれます。

事前のウイルスの検査は遺伝子型が分かればよい

これまでのC型肝炎治療では、事前にウイルスの遺伝子型はもちろん、ウイルスの量やウイルスの遺伝子の変異の仕方、さらには患者さん自身の遺伝子についても調べておく必要がありました。これらによって、インターフェロンの効き方がまったく変わってしまったからです。

しかし、今回の新薬の登場によって、ウイルスがどのような状態でも飲み薬だけでウイルスが100%近く消える可能性が出てきました。つまり、ウイルスの量や遺伝子の変異などによって、治療効果が左右される心配がなくなったのです。そのため、この新薬による治療を行う際には、事前のウイルスの検査は、その遺伝子型を調べるだけでよいことになりそうです。

column

C型肝炎ウイルスの遺伝子には「頭」や「しっぽ」がある！

ウイルスの遺伝子はたんぱく質（アミノ酸）でできており、C型肝炎ウイルスは、骨格をつくる「構造たんぱく」と、ウイルスを複製する（増殖させる）「非構造たんぱく」に分けられます。

レジパスビル／ソホスブビル配合剤の２つの成分などがターゲットとするＮＳ５ＡやＮＳ５Ｂといった領域の「ＮＳ」とは、「非構造」を意味する英語のNon-structuralの頭文字をとったものです。

さらにウイルスの遺伝子には「頭」と「しっぽ」があると考えられています。ＮＳ５Ａの隣にはＮＳ３やＮＳ４といった領域があり、これらの番号は頭からしっぽに向かって順に付けられています。「ＮＳ５Ａ領域の 93番目の遺伝子」といった場合、同領域の頭から数えて 93番目ということになります。

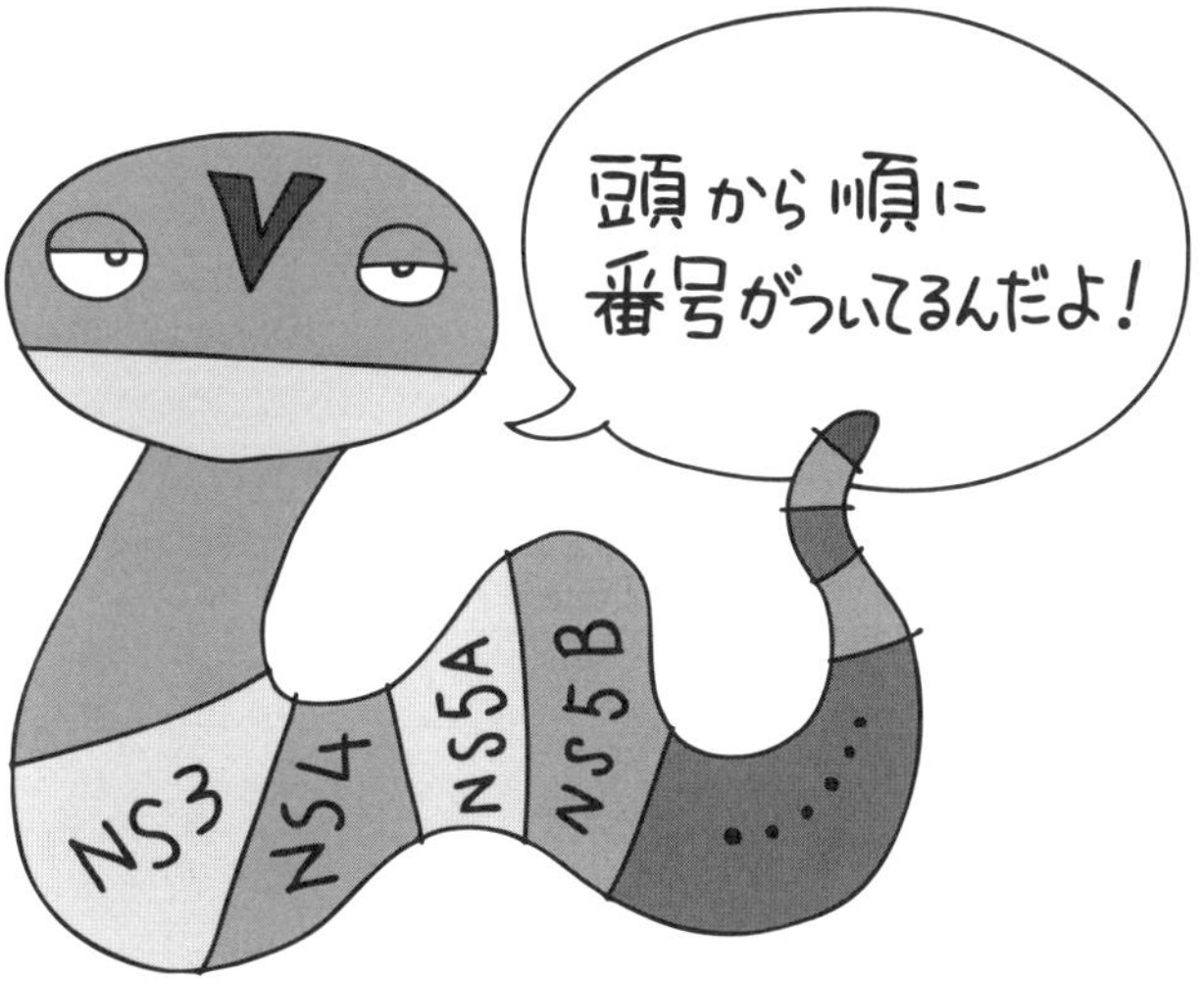

これまでの治療の結果などにかかわらず「消せる」

年齢も関係なし、臨床試験参加者の最高齢は80歳

レジパスビル／ソホスブビル配合剤の臨床試験に参加した方の年齢に注目してみると、65歳以上の高齢者が占める割合は、これまでの治療を受けたことがない方では約28％、治療を受けたことがある方では約44％を占め、最高齢は、治療を受けたことがない方のなかの80歳でした。それでも、年齢にかかわりなく、すべての臨床試験参加者のウイルスを消すことができました(左のグラフ)。

すなわち、これまでの治療では、治療を受けたくても、インターフェロンの副作用などにより治療を受けられなかった高齢者の方も、レジパスビル／ソホスブビル配合剤が使えるようになったことで、治療、そして治癒のチャンスが大きく広がったといえます。

インターフェロンが使われ始めたころは、その副作用がネックとなり、治療を受けられる年齢の目安はおおよそ70歳まででした。その後、副作用を抑える改良が進んでも、せいぜい75歳までが限界でした。それが、レジパスビル／ソホスブビル配合剤なら、「80歳でも治せる」ことが示されたのです。「治したい」「治してあげたい」という気持ちがあれば、C型肝炎治療に年齢は関係なくなったのです。

レジパスビル／ソホスブビル配合剤でウイルスが消えた人の割合（2）

これまでの治療結果や代償性（軽度の）肝硬変の有無、年齢にかかわらず、レジパスビル／ソホスブビル配合剤による治療で100%C型肝炎ウイルスが消えた。

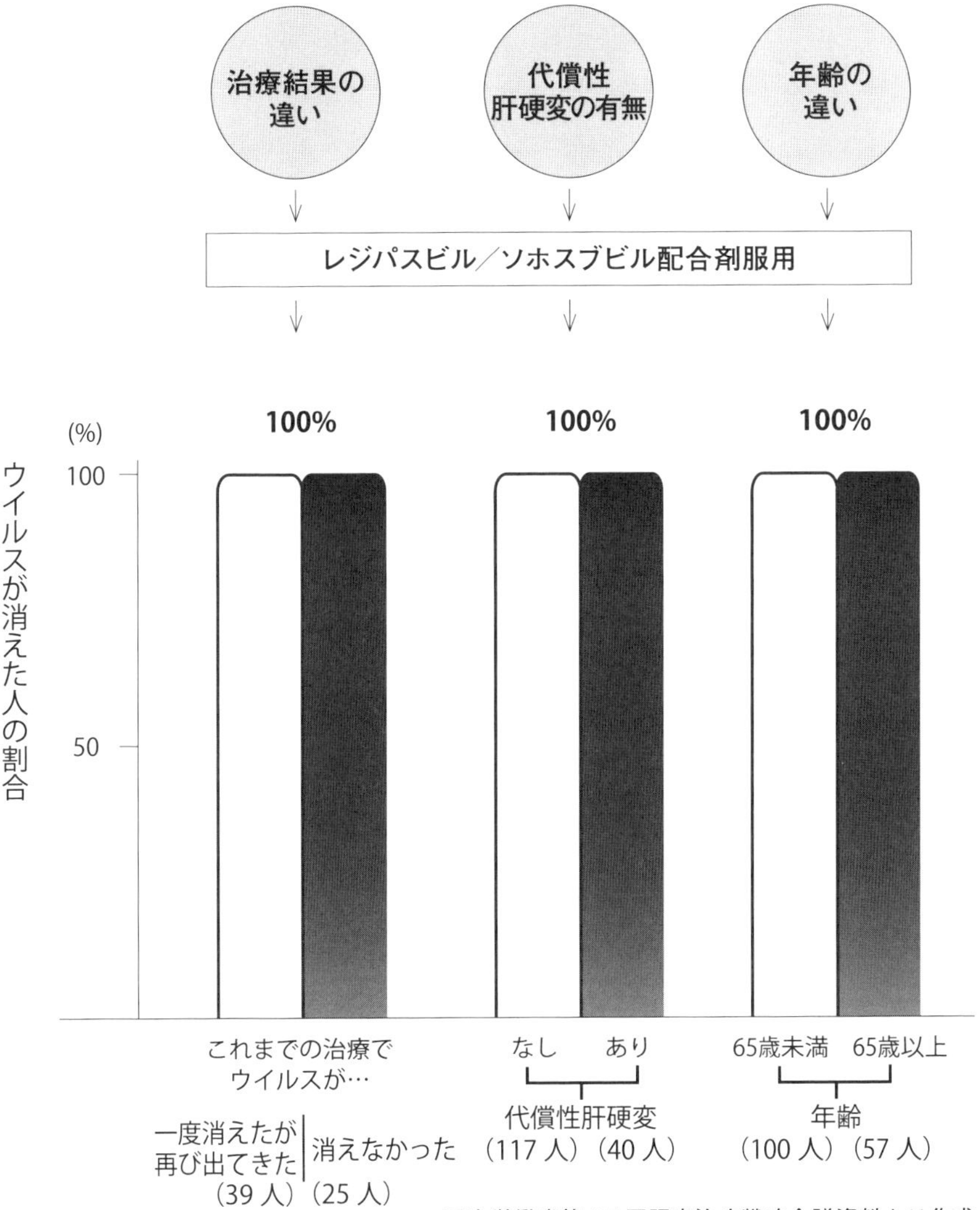

厚生労働省第15回肝炎治療戦略会議資料より作成

軽度なら肝硬変でもウイルスを「消せる」

これまでのインターフェロンによる治療で、強い副作用以外に、もう一つ大きなネックとなっていたのが、「肝硬変の人には使えない」ということです。たとえ軽度であっても、肝硬変と診断された場合には、治療を受けることができなかったのです。

肝硬変の重症度を判定する際には、「チャイルド・ピュー・スコア」というものが使われます(左の表)。これは、アルブミンやビリルビンなどの数値、腹水や肝性脳症の程度などを表にあてはめ、該当するスコアを加算して、合計点によって3段階に分類するものです。スコアの合計点が5~6点であれば「A」、7~9点なら「B」、10~15点なら「C」と判定され、点数が高いほど「重度の肝硬変」だということになります。

レジパスビル/ソホスブビル配合剤を使った臨床試験は、慢性肝炎だけでなく、軽度の肝硬変である代償性肝硬変の患者さんも対象に行われました。

同スコアで「A」にあてはまる患者さんが、これまでの治療を受けたことがない人の約17%、治療を受けたことがある人の約34%を占めていましたが、これらの患者さんでもC型肝炎ウイルスが消えたことが確認されたのです(前ページのグラフ)。つまり、肝硬変と診断された人でも、軽度のうちであれば、レジパスビル/ソホスブビル配合剤で「治せる」ことが証明されたのです。

このことは同時に、同スコアが「B」「C」まで進んでしまわないうちに、すなわち「A」のうちに治療を受けましょう、「A」のうちならウイルスを消すことができます、というメッセージにもなっています。

チャイルド・ピュー・スコア

チャイルドとピューという2人の研究者が考案した分類法で、
肝硬変の重症度を判定する際に使われる。下の表のなかから
該当するスコアを加算し、合計点によって判定される。

検査項目	検査結果とスコア（1～3点）		
	1点	2点	3点
アルブミン（g/dℓ）	3.5超	2.8以上3.5未満	2.8未満
ビリルビン（mg/dℓ）	2.0未満	2.0以上3.0以下	3.0超
腹水	なし	軽度	中等度以上
肝性脳症	なし	軽度	ときどき昏睡
プロトロンビン時間（どちらかで判定）（秒、延長）	4未満	4以上6以下	6超
プロトロンビン時間（どちらかで判定）（%）	70超	40以上70以下	40未満

あてはまる
検査結果のスコアを合計

軽度 ↕ 重度

5～6点 ⇒ A
7～9点 ⇒ B
10～15点 ⇒ C

チャイルド・ピュー・スコア

厚生労働省第15回肝炎治療戦略会議資料などをもとに作成

「飲み薬だけ」で増える治療のチャンス

インターフェロンがC型肝炎治療の中心だった時代、多くの患者さんを苦しめていたのが、さまざまな副作用でした(左ページ)。

副作用のなかには、症状に応じた薬を用いることで対処できるものもあります。しかし、その一方で、すぐにインターフェロン治療を中止する必要があるほど重大なものもありました。頻度は高くないものの、糖尿病や心臓病、関節リウマチ、膠原病の悪化や、甲状腺機能異常、間質性肺炎など、多くの病気を引き起こす危険もあったのです。

特に高齢者の方のなかには、多くの副作用に耐えられず、治療を中止せざるを得ないという患者さんも多くいらっしゃいました。

そうした方々にとっても、レジパスビル／ソホスブビル配合剤の登場は、とても大きな朗報となりました。インターフェロンを使わずに、C型肝炎ウイルスの遺伝子型が1b型の人すべてで、ウイルスを消せる可能性が出てきたのです。インターフェロンの副作用により、従来のC型肝炎治療が受けられなかった人にも、絶好の治療のチャンスが訪れたといえます。

また、インターフェロンで悪化しやすい病気を抱えていた人でも、飲み薬だけでC型肝炎を治せるようになったのです。

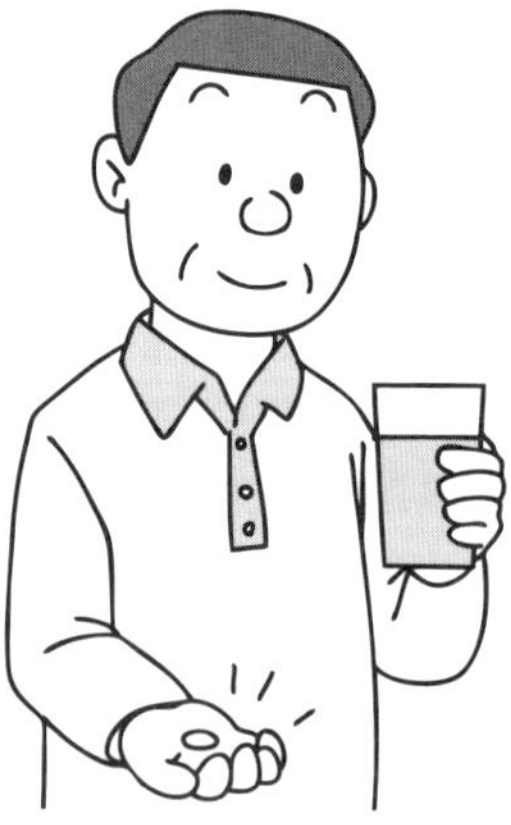

インターフェロンによる主な副作用

●発熱

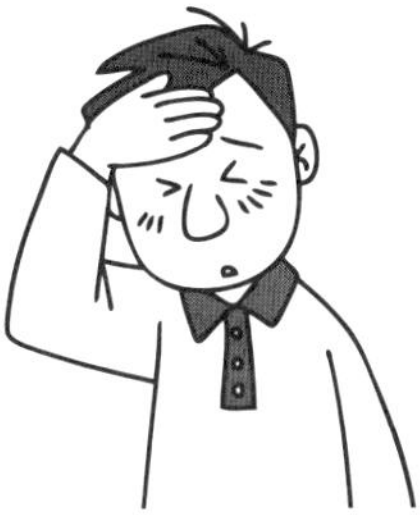

●食欲不振

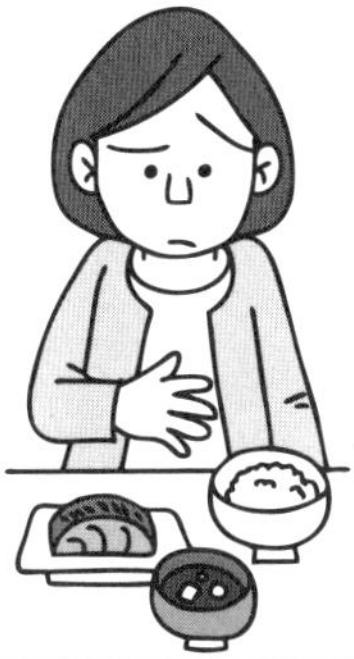

●頭痛

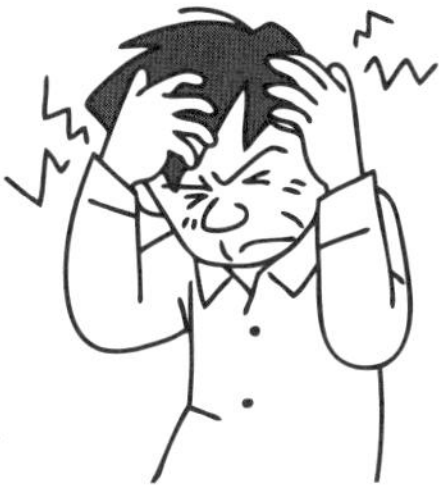

●関節痛

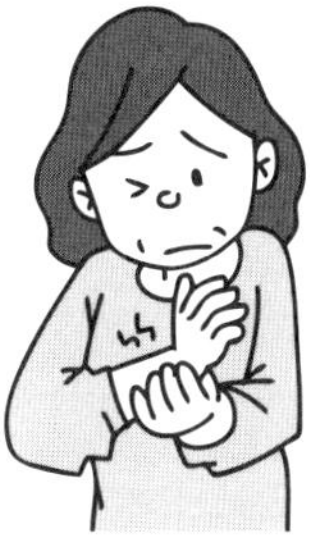

これらの副作用でC型肝炎治療を受けられなかった方にも、のみ薬だけの治療で「治る」チャンスが！

●筋肉痛

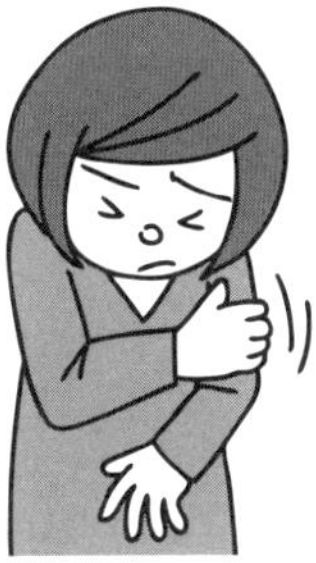

●全身のだるさ

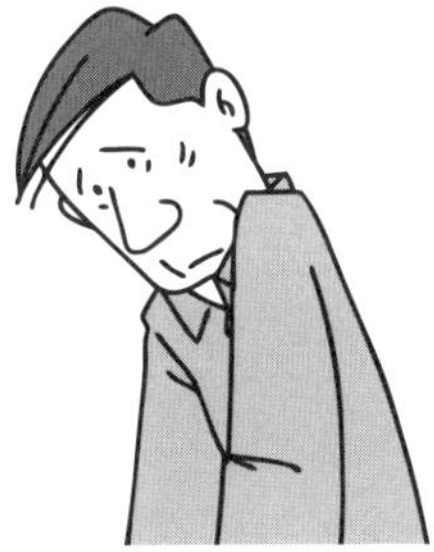

●皮膚のかゆみ

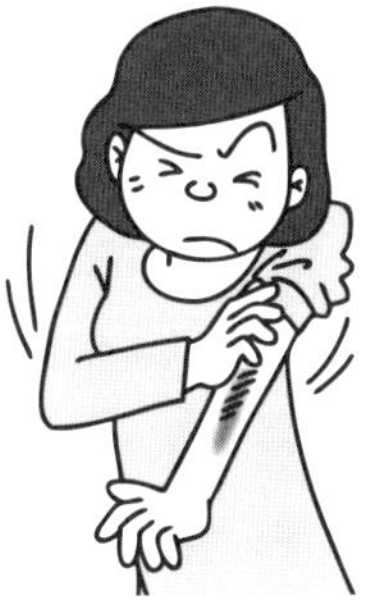

●発疹

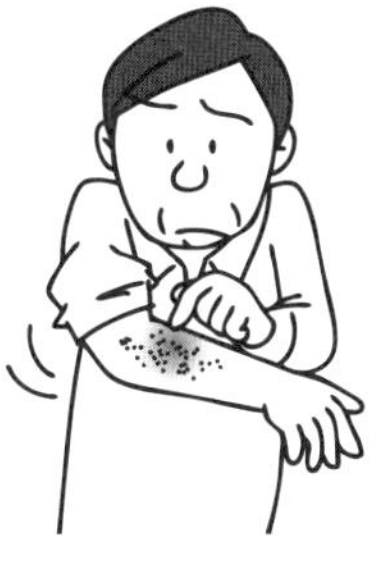

上記のほかに、貧血、うつ病、不眠、不整脈などがあらわれることも。また、糖尿病や心臓病、関節リウマチを悪化させたり、血小板減少、白血球減少、膠原病、甲状腺機能異常、間質性肺炎、脳卒中などを招くこともある。

これまで治らなかった人にも有効 薬剤耐性ウイルスの問題もクリア

ペグリバ療法などが効かなかった人にも有効

今回の臨床試験参加者157人のうち79人は、従来のインターフェロンを含む治療を受けたものの、ウイルスが消えなかったり、治療終了時には消えたものの、その後、またウイルスが出てきてしまった人たちです。

その人たちがこれまでにどんな治療を受けてきたのかを見てみると、6割以上の人は、ペグインターフェロンと、リバビリンという飲み薬を組み合わせた治療である「ペグリバ療法」(44ページ参照)を受けていました(左のグラフ)。ペグインターフェロンとは、従来のインターフェロンの効果をさらに強化するために改良されたものですが、副作用もいっそう強くなったといわれています。また、2割弱の人は、ペグリバ療法にプロテアーゼ阻害薬という抗ウイルス薬を加えた3剤併用療法を受けていました(48ページ参照)。この治療法は、高い治療効果と治療期間の短縮が期待されていましたが、実際には、副作用はペグリバ療法と同等以上、特に貧血が目立ちました。今回の臨床試験では、これらの人も含めて全員のウイルスが消えたことが確認できたというわけです。

レジパスビル／ソホスブビル配合剤の臨床試験参加者が、これまでに受けたことがある治療法とその割合

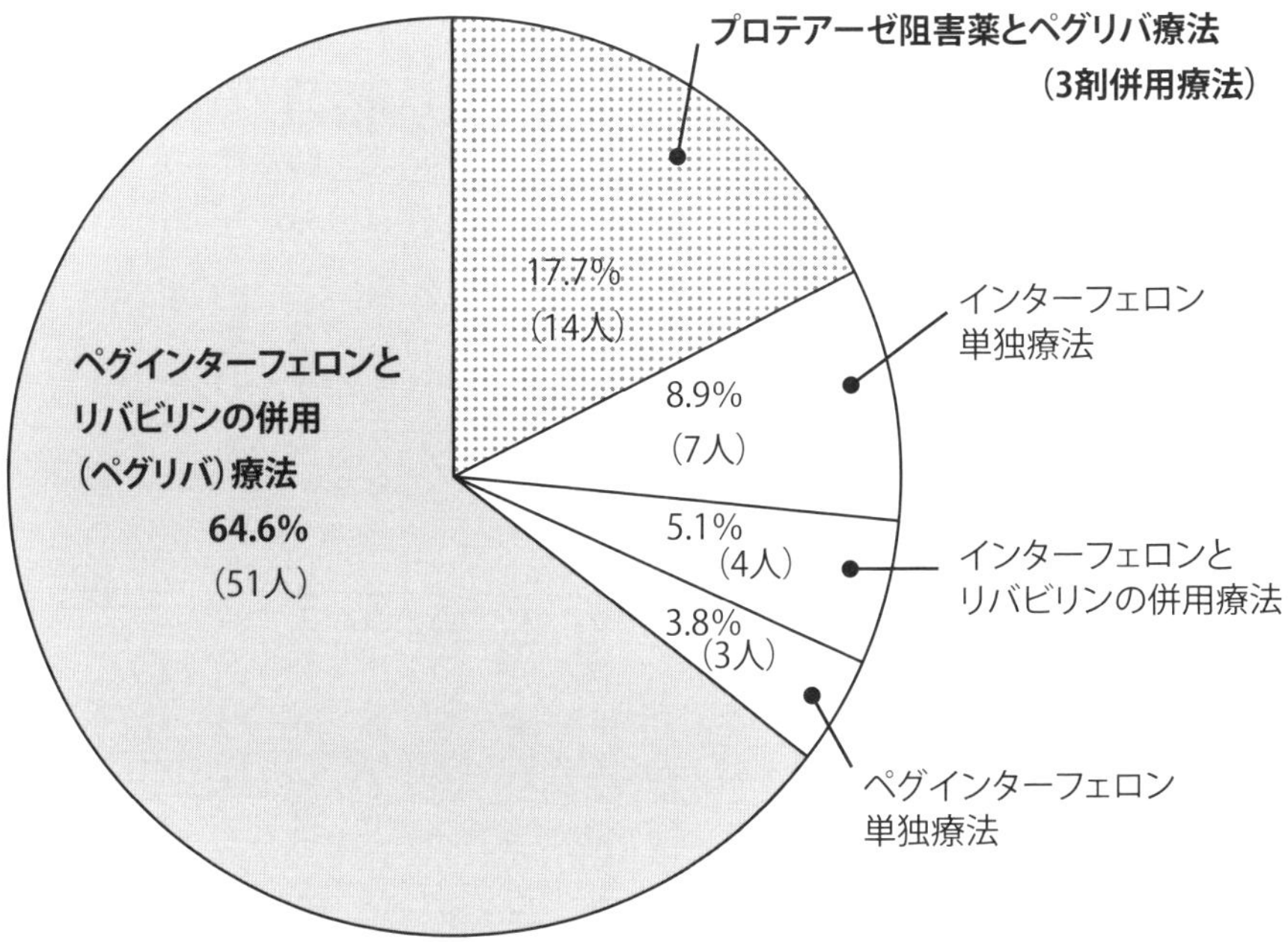

厚生労働省第 15 回肝炎治療戦略会議資料より作成

薬剤耐性のウイルスも含めて「消えた」

インターフェロンの副作用とともに、従来のC型肝炎治療に重くのしかかっていたのが薬剤耐性の問題です。薬剤耐性とは、ウイルスの遺伝子の一部に変異が起こり、薬が効かなくなってしまうことをいいます。

詳しくは第3章で述べますが、2014年9月に、ダクラタスビルとアスナプレビルという飲み薬が使えるようになりました（54ページ参照）。これにより、インターフェロンを使用しない、飲み薬だけの治療が可能となりました。

治療成績も良好で、これまでインターフェロンによる治療が受けられなかった方にも治療のチャンスが訪れるなど、非常に画期的な治療でした。

しかし、ここで問題となったのが、薬剤耐性ウイルスです。飲み薬だけによる治療では、薬剤耐性により、薬が効かなくなる問題が出てきたのです。

この問題をいかにクリアできるかということも、同じ飲み薬だけの治療として、レジパスビル／ソホスブビル配合剤にとっての大きな課題でした。

薬剤耐性ウイルスに関しては、すでに研究が進み、C型肝炎ウイルスの遺伝子のどの部分に、どのような変異があると、どの薬が効かなくなるかが分かっています。今回の臨床試験参加者のなかには、レジパスビルが作用するNS5Aという部分に耐性のあるウイルスをもった人も含まれていました。しかし、その人たちも含めて100％の人が、レジパスビル／ソホスブビル配合剤により、ウイルスが消えたことが確認できたのです。

薬剤耐性のウイルス

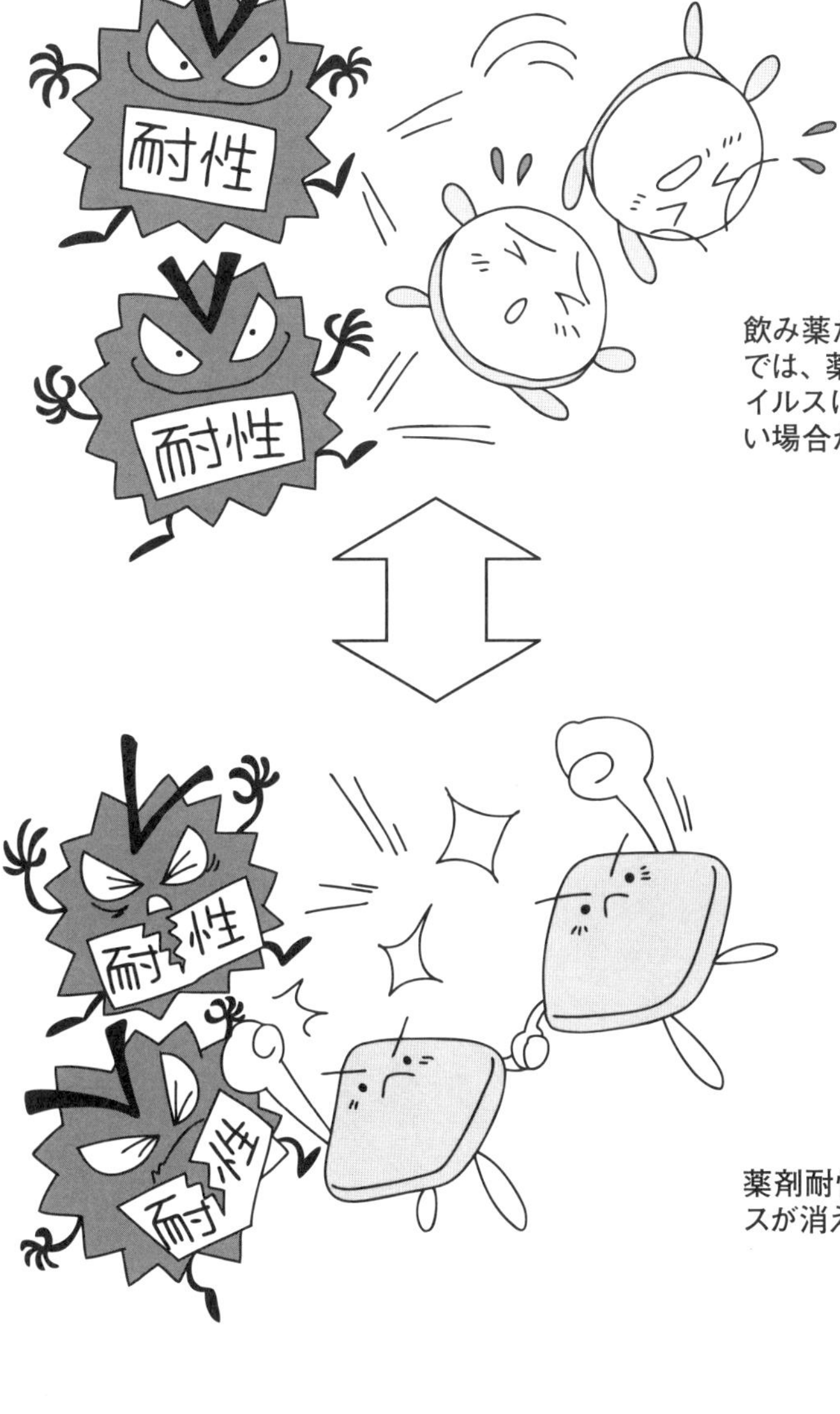

飲み薬だけの治療では、薬剤耐性ウイルスには効かない場合があった。

薬剤耐性のウイルスが消えた。

薬の飲み合わせなどに注意が必要

国内で行われた臨床試験におけるレジパスビル／ソホスブビル配合剤による副作用は、皮膚のかゆみや気持ちの悪さ、口内炎などが数％の人に見られました。ほかには、鼻咽頭炎などのかぜのような症状や、頭痛、倦怠感なども数例見られましたが、いずれも軽いものばかりでした。

なお、eGFRという腎機能の検査値が30未満の人や人工血液透析を受けている人は、同配合剤による治療を受けることはできません。

また、レジパスビル／ソホスブビル配合剤を用いた治療を行っている間は、併用してはいけない薬や、併用には注意が必要な薬があります（左の表）。別の持病があるなど、普段から使っている薬がある人は、薬の飲み合わせについて主治医とよく相談しましょう。

例えば、不整脈の治療に使われるアミオダロン（製品名・アンカロン®など）を一緒に飲むと、脈拍が遅くなるなどの不整脈が起きるという報告がある、とされています。

そのため、アミオダロンを服用中、もしくは服用していた患者さんは、レジパスビル／ソホスブビル配合剤を使うことで不整脈の症状に影響を及ぼす可能性があることをよく理解し、医師と相談のうえ、必要な対応をとることが求められています。

また、C型肝炎治療のための新薬は、その後も承認申請などが続いています（36ページ参照）。今後は、より短期間で治療効果が高く、副作用の少ない薬を選べるようになることが期待されています。

※「アミオダロン」に関する記述は、レジパスビル／ソホスブビル配合剤の患者さん向けパンフレットより

レジパスビル／ソホスブビル配合剤による治療で、注意が必要な「ほかの治療で使っている薬」

▼治療中に併用して服用してはいけない薬など

薬の種類	薬の名前（一般名）	薬の名前（代表的な製品名）
結核の薬	リファンピシン	リファジンなど
てんかんの薬	カルバマゼピン／フェニトイン	テグレトール／アレビアチンなど

その他	一般名	代表的な商品名
サプリメント・ハーブ	セイヨウオトギリソウ含有食品	セント・ジョーンズ・ワート

▼治療中に併用するとき、気をつけなければならないその他の薬

薬の種類	薬の名前（一般名）	薬の名前（代表的な製品名）
胃腸の薬	制酸剤、水酸化アルミニウム、水酸化マグネシウム、PPI、H2ブロッカーなど	ミルマグ、オメプラール、ガスターなど
心不全の薬	ジゴキシン	ジゴシンなど
結核などの感染症の薬	リファブチン	ミコブティン
てんかんの薬	フェノバルビタール	フェノバールなど
HIV、B型肝炎の薬	テノホビル　ジソプロキシルフマル酸塩含有製剤	ビリアード、テノゼットなど
脂質異常症の薬	ロスバスタチン	クレストール

レジパスビル／ソホスブビル配合剤の患者さん向けパンフレットより

2型も、飲み薬だけで「治せる」時代に

臨床試験では約96％の人のウイルスが消えた

レジパスビル／ソホスブビル配合剤を構成する2つの薬剤の1つであるソホスブビル（製品名・ソバルディ®錠）は、C型肝炎ウイルスの遺伝子型が2型の患者さんを対象にした、飲み薬だけによる治療薬として、すでに承認されていました。ソホスブビルとリバビリンという飲み薬の2剤を併用する治療法が、2015年5月から健康保険の適用になっていたのです。

2型のウイルスをもつ患者さんに関しては、インターフェロン単独療法の時代に53％、改良型のインターフェロンであるペグインターフェロンとリバビリンを併用する治療法（ペグリバ療法）ですでに、治療を受けた人の85％が「治る」ようになっていました。

ソホスブビルとリバビリンの併用療法は、臨床試験の段階では、初めてC型肝炎治療を受けた患者さんでは97・6％、治療を受けたことがあるものの効かなかった患者さんでも94・7％、全体で140人のうち135人、96・4％の患者さんのウイルスが消えたことが明らかにされています。

ただ、リバビリンを使うと一般的に、血液中のヘモグロビンが減少して、貧血が起こることがありますので、注意が必要です。

C型肝炎ウイルスの遺伝子型２型の人を対象にした治療薬のうつりかわり

●経口薬のみを用いた治療（インターフェロンフリー治療）

最新治療

組み合わせ		治療期間
ソホスブビル	リバビリン	12週 （ソホスブビル：毎日内服 リバビリン：毎日内服）

●注射（インターフェロン製剤）のみの治療

種類	治療期間
インターフェロン	8～24週 （毎日または週３回投与）
ペグインターフェロン	24～48週 （週１回投与）

●注射（インターフェロン製剤）と経口薬１種類を組み合わせた治療

組み合わせ		治療期間
注射	経口薬	
インターフェロン	リバビリン	24週 （インターフェロン：投与開始4週後まで毎日、以後週３回投与 リバビリン：毎日内服）
ペグインターフェロン	リバビリン	24週 （ペグインターフェロン：週１回投与 リバビリン：毎日内服）

●注射（インターフェロン製剤）と経口薬２種類を組み合わせた治療

組み合わせ			治療期間
注射	経口薬		
ペグインターフェロン	リバビリン	テラプレビル	24週 （ペグインターフェロン：週１回投与 リバビリン：毎日内服 テラプレビル：毎日内服（12週））

ウイルスの遺伝子型２型の患者さん向けパンフレット『C型慢性肝炎について』より

column

飲み薬だけの「第３のＣ型肝炎治療薬」が製造販売承認

ダクラタスビルとアスナプレビルの併用療法、ソホスブビル／レジパスビル配合剤に次ぐ、飲み薬だけの「第３のＣ型肝炎治療薬」として2015年９月、オムビタスビル／パリタプレビル／リトナビル（製品名・ヴィキラックス®配合錠）の製造販売が承認されました。

治療の対象となるのは、肝炎ウイルスの遺伝子型が１型（１ｂ型）の慢性肝炎、または代償性（軽度の）肝硬変の患者さんです。

この後、健康保険の適用、公的補助の対象として認められれば、先の２剤と合わせて、飲み薬だけによるＣ型肝炎治療の選択肢が増えることになります。

オムビタスビル／パリタプレビル／リトナビルは、名前の通りの３つの薬を１つにまとめた錠剤です。オムビタスビルとパリタプレビルはそれぞれウイルスを直接攻撃する抗ウイルス薬であり、リトナビルはパリタプレビルの効果を高めるための薬剤とされています。

１日１回２錠を12週間飲み続けることでＣ型肝炎ウイルスを消すことができます。

臨床試験では、これまでにＣ型肝炎治療を受けたことがなかった患者さんの94.6%、治療を受けたことがあったものの、効かなかったりした患者さんでは93.6%の人のウイルスが消えました。約３割の人に副作用が認められており、むくみや頭痛、悪心などでした。

第2章

インターフェロンによる治療

インターフェロンはウイルスを消す初めての治療法

インターフェロン以前は肝庇護療法が中心

C型肝炎に対して、かつては、C型肝炎ウイルスを消す治療法がなく、肝庇護《かんひご》療法（106ページ）などで肝機能を安定化させることが治療の目標となっていました。ウイルスを消すことはできないものの、ウイルス感染による肝細胞の炎症を抑え、肝機能を安定化させることで、肝硬変や肝がんの発症を少しでも先延ばしさせようというわけです。

そこに、直接ではなく間接的ながら、ウイルスを攻撃し、初めて「ウイルスを消す」ことを目標にできる治療法として登場したのが、インターフェロン療法です。1992年のことでした。

インフルエンザ感染時と同じ反応が体内で起こる

インターフェロンは、体内に侵入してきたインフルエンザなどのウイルスに対する攻撃体制を整えるために、体内の細胞がつくり出す生理活性物質です。すなわち、もともと人の体のなかでつくられている物質なのです。直接、ウイルスを攻撃するわけではなく、ウイルスを攻撃するたんぱく質の働きを活性化させる働きをします。

C型肝炎治療の変化

肝庇護《かんひご》療法 など	〜 1992年
インターフェロンを 使う治療	1992年 〜 2014年
飲み薬だけの 治療	2014年 〜

これと同じ働きをする物質を人工的につくり出したのが、これまでのC型肝炎治療の中心だったインターフェロンです。したがって、インターフェロンの注射をすれば、体内ではインフルエンザウイルスに感染したときと同様の反応が起こります。発熱、食欲不振、頭痛、関節痛、筋肉痛、全身の倦怠感など、インフルエンザにかかったときの症状が出るのは、いわば当然のことでした。

正確にいえば、これらの症状は、インフルエンザウイルスが引き起こすというより、インフルエンザウイルスに反応したインターフェロンによるものなのです。

インターフェロン療法では、体内でつくられる量とは比べものにならないほど大量のインターフェロンを注射することになるため、多くの患者さんがさまざまな重い副作用に悩まされました。

日本人のC型肝炎の7割は遺伝子型1b型

C型肝炎ウイルスは、構成している遺伝子により大きく1型と2型に分けられ、それぞれにa、b2つのタイプがあります。すなわち1a型、1b型、2a型、2b型の4つです。これらのウイルスのタイプを、遺伝子型といいます。日本人のC型肝炎の患者さんの7割は1b型、2割が2a型、1割が2b型とみられています(左のグラフ)。さらに、ウイルスの量によっても分けることができ、日本人に最も多いのは、6割を占める「高ウイルス量の1b型」となります。

インターフェロンの治療はウイルスに合わせる必要

インターフェロンは、こうしたウイルスの遺伝子型や量のほか、遺伝子の構造によっても効き方が大きく異なっていました。

3010個のアミノ酸からできているといわれるC型肝炎ウイルスの遺伝子のなかで、どこにインターフェロンが効くのか、そのなかで、インターフェロンが効きやすいのはどこなのか、さらには、初めての治療なのか、再発なのか、などによっても、効き方が違っていました。

ちなみに、治療によってウイルスが消え、その状態が12週間維持されれば「治癒」となります。これに対して、治療終了時には消えていたウイルスが、治療後に再び現れるケースを「再燃(再発)」、治療でウイルス量は減ったものの治療期間中に再び増え始めるケースを「ブレークスルー」、ブレークスルーを含め、治療してもウイルスが消えることがなかった、薬が効かなかったケースを「無効」といいます。

日本人のC型肝炎ウイルスの遺伝子型・ウイルス量の割合

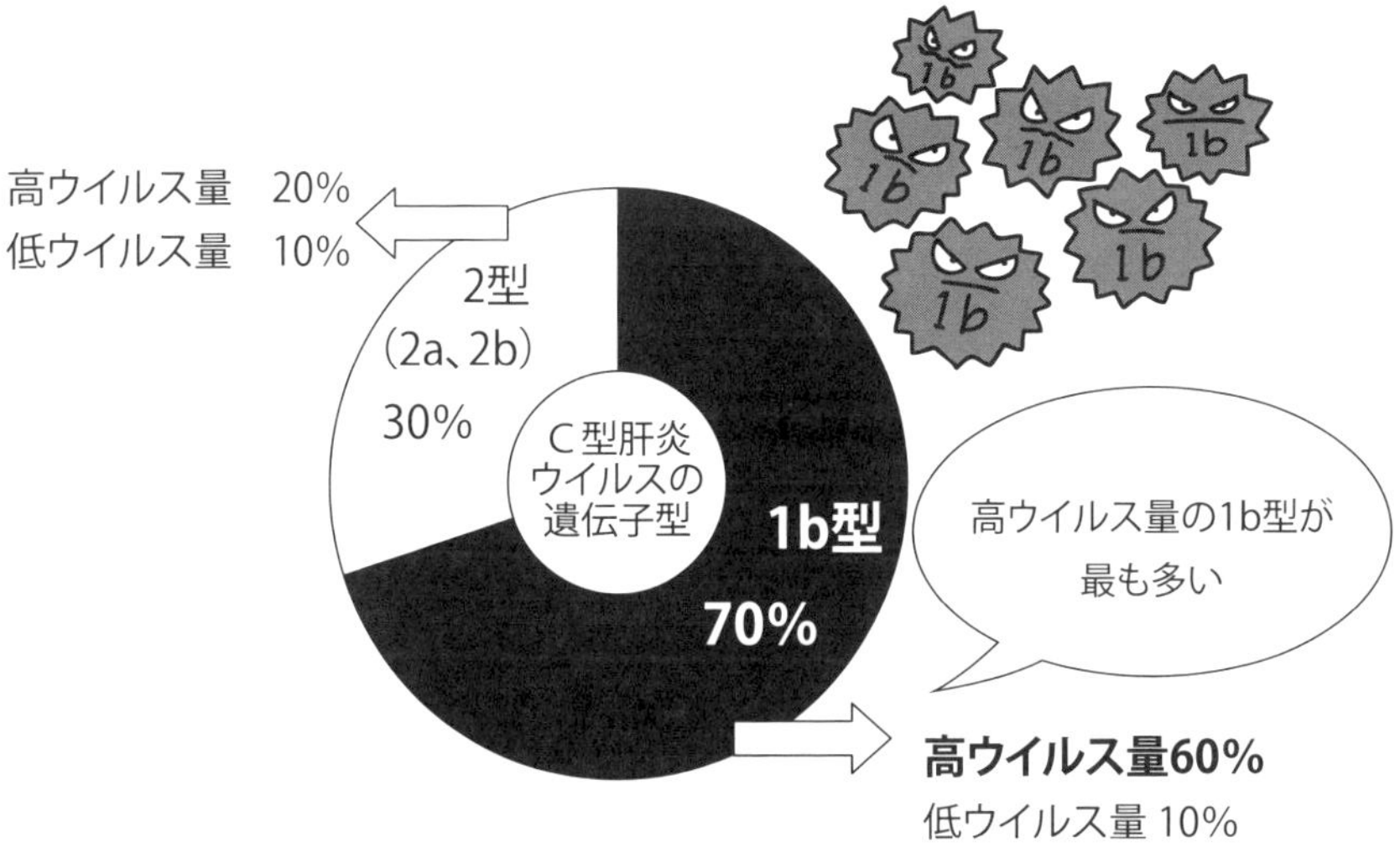

複雑・高度な検査などで医療機関も患者も限定

以上のような、血液検査などから得られるさまざまなデータを複合的に組み合わせたうえで、インターフェロンの投与量を決めるなど、治療方針が判断されていました。あるいは、想定される副作用に比べてそれほど効果が期待できない場合は、治療を見送らざるを得ないケースもありました。

これらの複雑で高度な検査やその判読ができる医療機関や医師は、ごく一部に限定されていました。そのことが、患者さんの治療機会を制限する一因ともなっていました。

それが、インターフェロンを使わない治療が可能になったことで、ウイルスに関しては、血液検査で遺伝子型さえ確認すれば、後は飲み薬を処方するだけ、患者さんはそれを服用するだけでよくなったのです。

インターフェロンは効き目と一緒に副作用も強くなった

インターフェロン単独では1b型は5％しか消えず

C型肝炎に対するインターフェロン療法は、1992年にインターフェロンだけを単独で使う治療法として始まりました。

当初からインターフェロンによる副作用の問題はあったものの、遺伝子型が2型の人では、インターフェロン単独療法で約半分（53％）の患者さんのウイルスが消え、治癒しました。

しかし、日本人のC型肝炎の6割を占める「高ウイルス量の1b型」の患者さんで治癒できたのは1割にも満たず5％（左のグラフ）。医療機関によってはもっと低かったとみられています。

当初は「効く人と効かない人がいる」程度

なお、インターフェロンが使われ始めたころは、まだ肝炎ウイルスの遺伝子に関する研究が進んでおらず、「C型肝炎治療では、インターフェロンが効く人もいれば、効かない人もいる」という程度にしか分かっていませんでした。まさに手さぐりの状態で、C型肝炎に対する「ウイルスを消す」治療が始まったのです。

C型肝炎（遺伝子型 1b型）に対するウイルスを消す治療と治癒率のうつりかわり

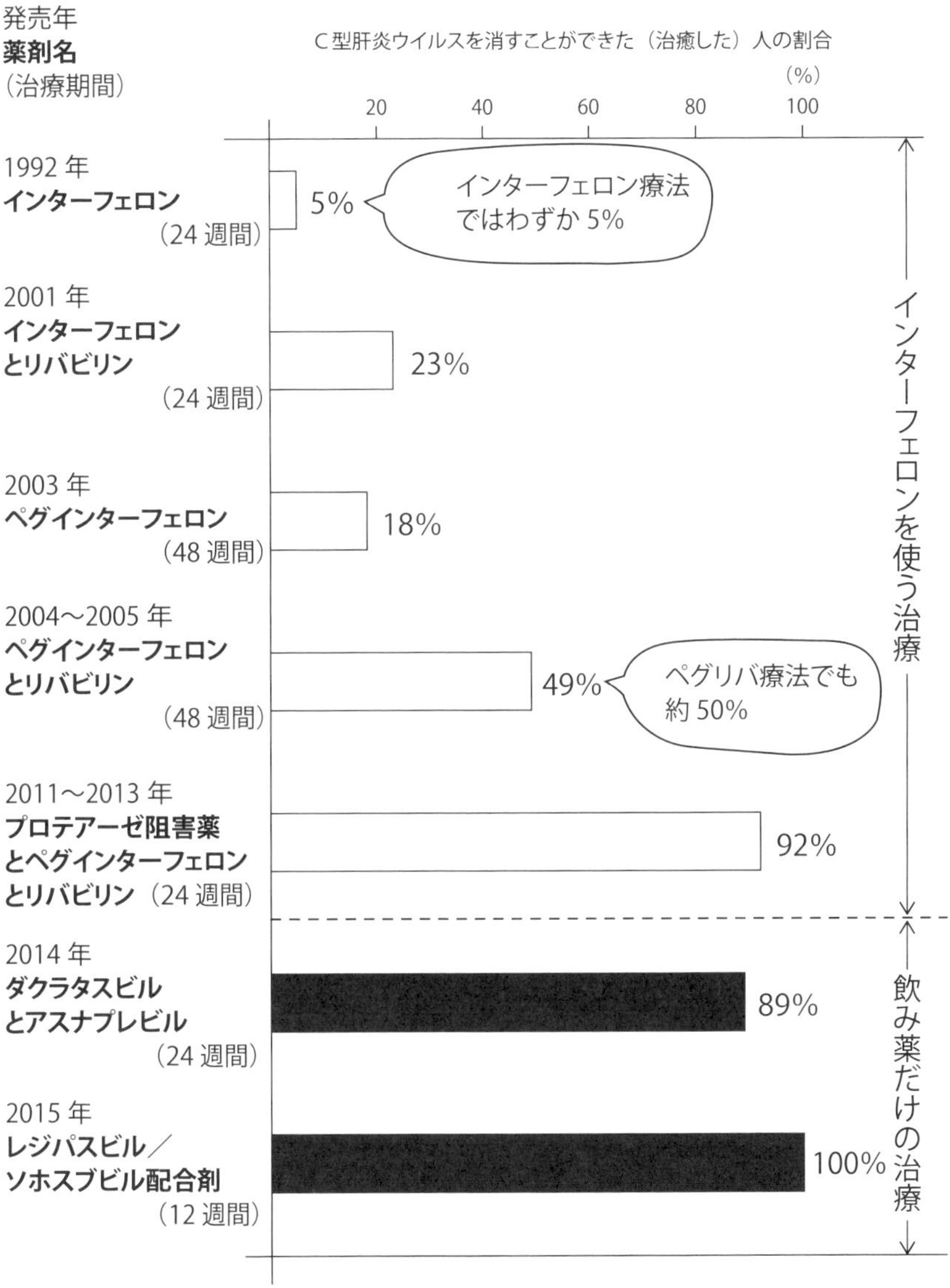

※レジパスビル／ソホスブビル配合剤は臨床試験結果、その他は虎の門病院の実績

ペグリバ療法でも1b型で「治る」のは50～60%程度

C型肝炎治療は、2004年に一つの転換期を迎えました。従来のインターフェロンよりも長く体内にとどまり、効き目が持続するように改良されたペグインターフェロンの注射に、リバビリンという飲み薬を加え、48週間続ける治療法が登場したのです。

この「ペグリバ療法」により、2型では85%の患者さんでウイルスが消え、この時点で2型に関しては「ほぼ治る時代」に入ったといえます。ただし、日本人の患者さんの多くを占める1b型では、まだ50%程度にとどまっていました(前ページのグラフ)。

併用で治療効果が高まるリバビリン

ペグリバ療法で用いられるリバビリンは、1972年から使われている、インフルエンザやヘルペス、エイズといった、ウイルスによる感染症治療の抗ウイルス薬です。

リバビリン単独では、C型肝炎ウイルスに効くことはなかなか実証されませんでしたが、インターフェロンとの併用で治療効果、すなわちウイルスを消す作用が高まることが分かり、C型肝炎治療には2001年から使用されるようになりました。

その後も、ペグリバ療法など、インターフェロンにリバビリンを追加することで治療効果が高まることが実証され、併用されてきました。

飲み薬だけの最新治療でも、ウイルスの遺伝子型が2型の患者さんを対象とした治療法は、ソホスブビルという飲み薬とリバビリンを併用することになっています。

リバビリンはほかの薬剤と一緒に使うと有効性が高まる

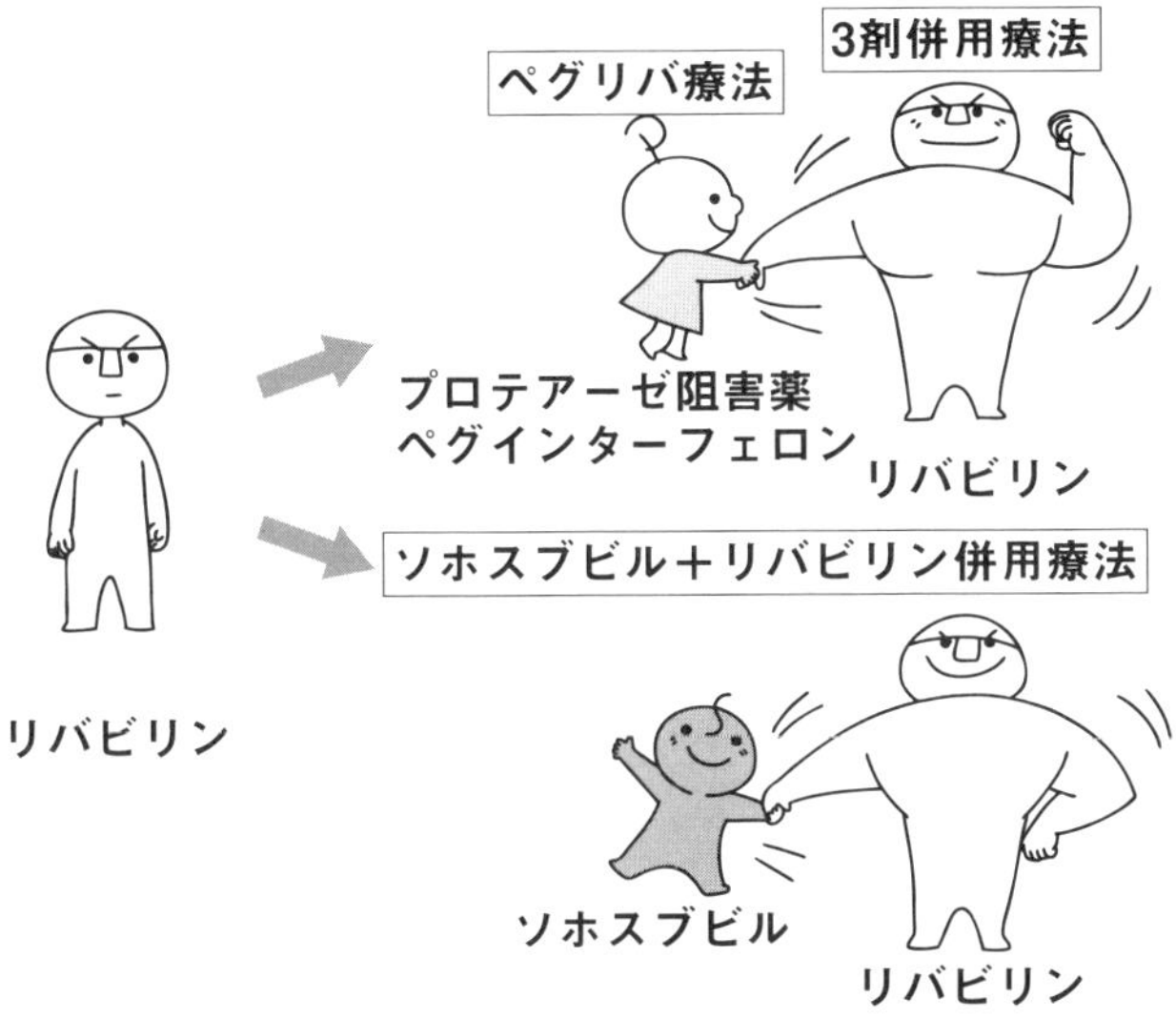

リバビリンは副作用で「貧血」

実は、１ｂ型の患者さんに対する最新の飲み薬だけの治療法でも、臨床試験の段階では、レジパスビル／ソホスブビル配合剤単独以外に、リバビリンを加える治療も行われました。ただ、レジパスビル／ソホスブビル配合剤単独で、ウイルスが「１００％」消えることが実証されたために、わざわざもう一剤加える必要はない、と判断されたのです。

使用する薬剤が増えれば、その分、副作用のリスクも高まります。実際、リバビリンを使った場合、貧血が起こることがあります。すると、もともと貧血の人は、リバビリンを含む治療が受けられないケースも出てきます。そのようなことがないよう、レジパスビル／ソホスブビル配合剤は単独で用いられるようになったのです。

ペグリバ療法をやめた理由の55%は「副作用」

ペグインターフェロンは、それまでのインターフェロンにポリエチレングリコールという物質を合わせてつくられました。

インターフェロンが使われ始めたころは1日1回の注射が必要でしたが、ペグインターフェロンは安定した効果が長持ちするために、1週間に1回で十分な効果が得られるようになりました。

ただ、効き目が強くなった分、副作用も強くなったとみられています。ペグリバ療法を途中でやめた人の理由で最も多かったのは「副作用」であり、55%を占める、という報告もあります(左のグラフ)。この報告では、効かなかった人も16%いたことが明らかにされています。

ペグリバ療法の副作用では、胎児への影響もはっきりしていました。これはリバビリンによるものです。動物実験で、リバビリンにより胎児になんらかの異常が現れることが分かり、人間でもその可能性があると考えられたからです。このため、妊婦さんと授乳中の女性はこの療法を受けることができませんでした。

リバビリンは現在でも使われる可能性がありますが、リバビリン服用中と治療終了後6カ月は避妊が必要とされています。これは女性だけでなく、男性の精子にも影響を与えるため、男性側にも同じ避妊の条件がついています。

副作用の強さなどで治療できるのは70歳までが目安

ペグリバ療法は、当時としては画期的な治療法でしたが、やはり副作用の面で治療を受

ペグインターフェロンとリバビリンの併用治療を途中でやめた人の理由

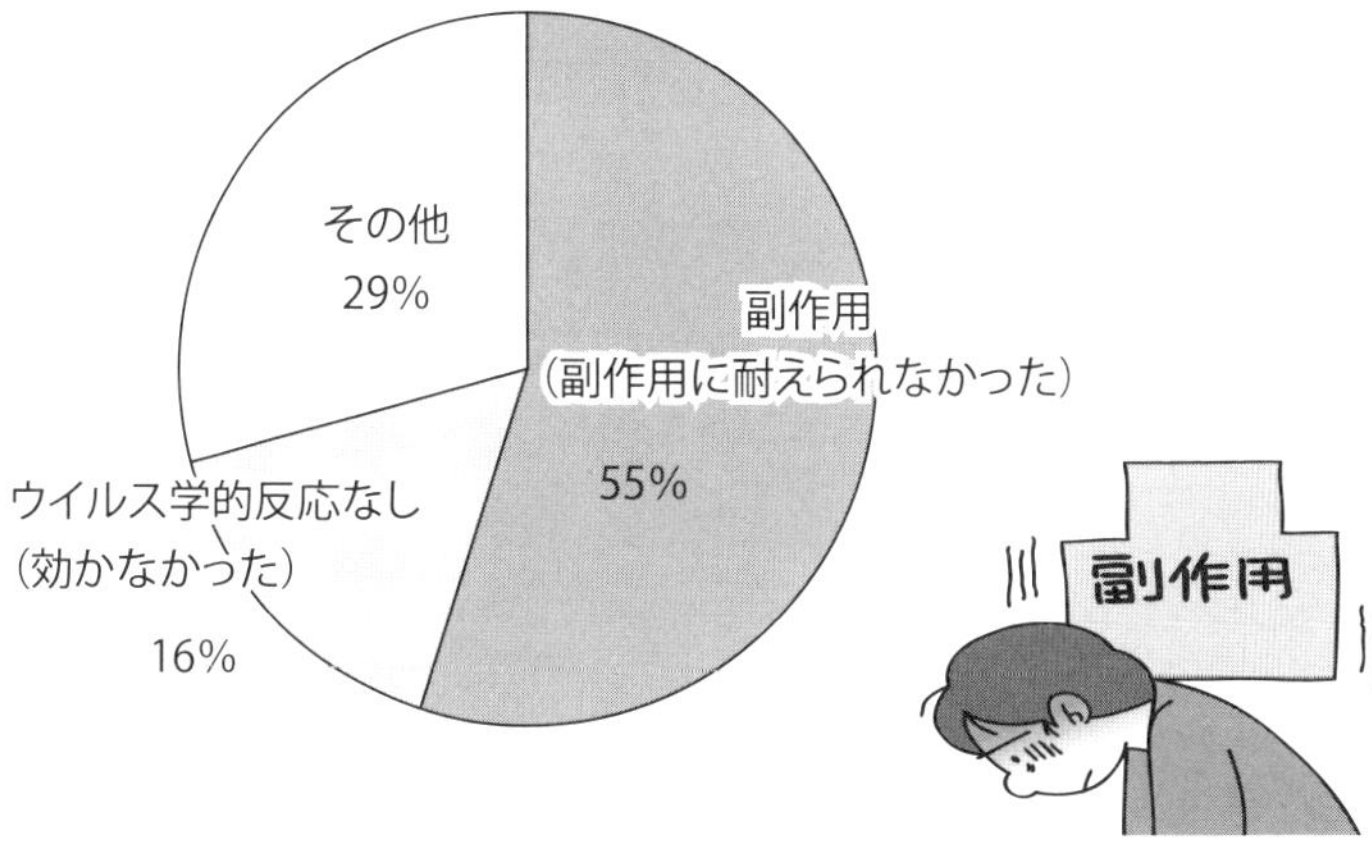

厚生労働省第15回肝炎治療戦略会議資料をもとに作成

けられる人は限られていました。年齢的には、おおむね70歳までが目安となり、それ以上の高齢者の方の多くは、強い副作用のために治療を見送らざるを得ませんでした。

インターフェロンによりウイルスを消す治療が始まった１９９０年代始めに60歳代だった人たちは、このころすでに70歳代となっており、ペグリバ療法で治らなかった人の多くはその後のインターフェロンによる治療を受けられずにいたと思われます。

最新の飲み薬だけの治療であるレジパスビル／ソホスブビル配合剤の臨床試験に参加した人の中で、以前に受けたことがある治療法の半分以上（約65％）をペグリバ療法が占めていたことからも、こうした状況が伺えます。

レジパスビル／ソホスブビル配合剤は、年齢的にも治療の「後がなくなった」患者さんにとって、それだけ待ち望まれた薬ともいえるでしょう。

見えてきたインターフェロン療法の限界

ウイルスを直接攻撃するプロテアーゼ阻害薬

インターフェロンは、ウイルスを「消す」といっても、直接、ウイルスを攻撃するわけではありません。ウイルスを消す力をもったたんぱく質を活性化させ、この抗ウイルスたんぱくにC型肝炎ウイルスを攻撃させる、といったいわば間接的な作用でした。

これに対してプロテアーゼ阻害薬は、C型肝炎治療では初めての、直接、ウイルスを攻撃する作用をもった抗ウイルス薬です。

C型肝炎ウイルスはプロテアーゼという酵素をつくることで増殖を続けるため、プロテ

3剤併用療法で治癒率が約90%に

ペグリバ療法が出てからしばらくは、C型肝炎の治療効果をさらに高めるような、新たな治療法は出てきませんでした。治療効果を引き上げ、ペグリバ療法の次に健康保険適用になったのは、2011年に発売となった、プロテアーゼ阻害薬と呼ばれる飲み薬と、ペグリバ療法の2剤を合わせて使う、3剤併用療法でした。

これにより治癒率は約90%となり、治療期間も従来の48週間から24週間(半年)に半減しました。

ウイルスのNS３領域を攻撃するプロテアーゼ阻害薬

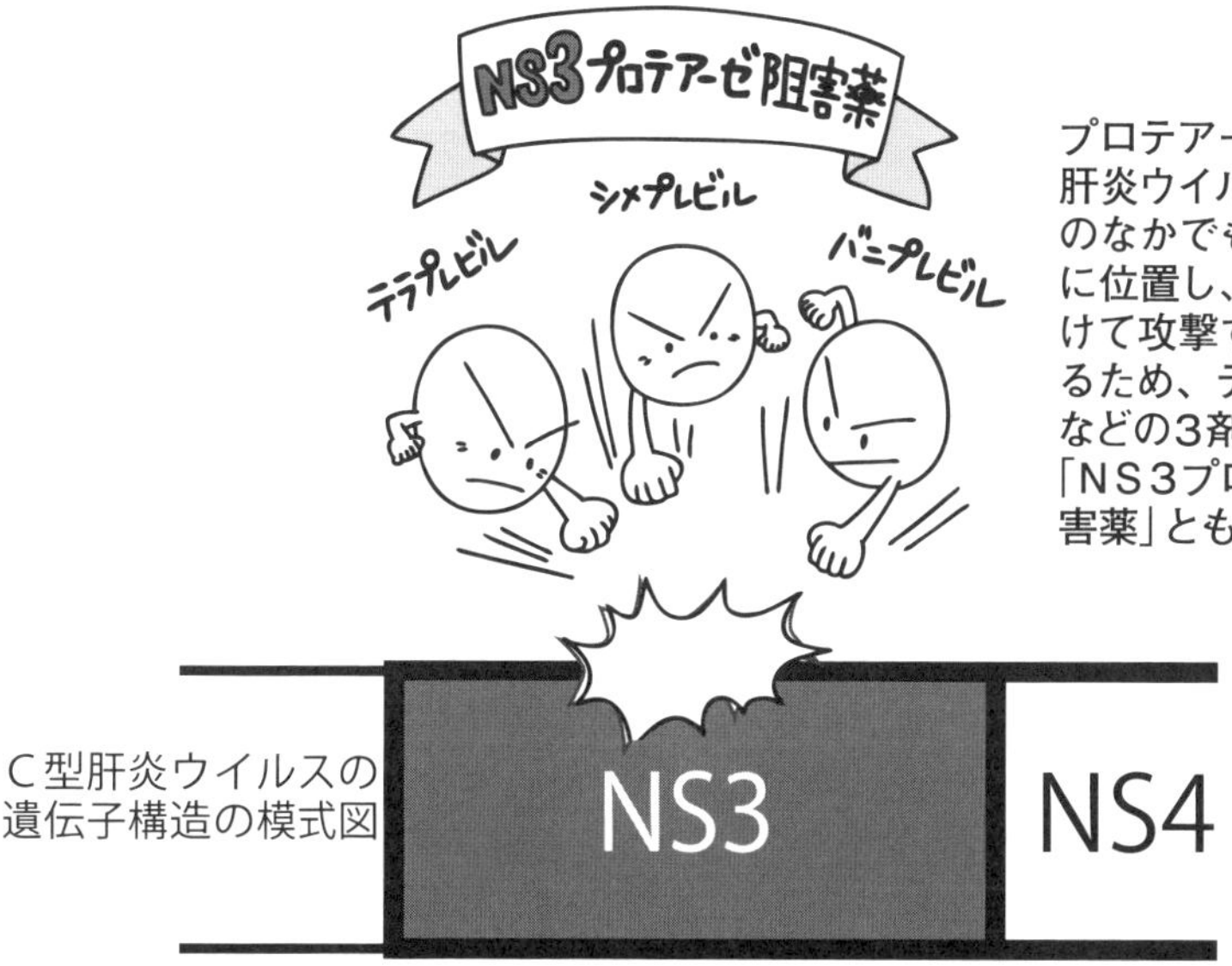

プロテアーゼは、C型肝炎ウイルスの遺伝子のなかでもNS３領域に位置し、そこを目がけて攻撃することになるため、テラプレビルなどの3剤はいずれも、「NS3プロテアーゼ阻害薬」とも呼ばれます。

アーゼをできなくさせて増殖を止め、死滅させよう、というしくみです。

NS３領域を攻撃する阻害薬が３種類

このプロテアーゼ阻害薬とインターフェロンなどを併用することで、ウイルスを消す作用が高まります。それを利用したのが、３剤併用療法ということです。

プロテアーゼ阻害薬として、テラプレビル（製品名・テラビック®錠）、シメプレビル（製品名・ソブリアード®カプセル）、バニプレビル（製品名・バニヘップ®カプセル）の３種類が、この順番に健康保険の適用になり、広く使われるようになりました。

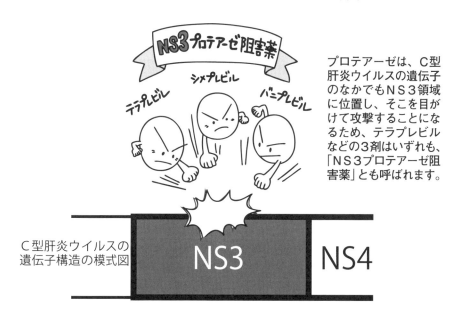

前治療が効かなかった人の治癒率は62％にとどまる

3剤併用療法により、C型肝炎が治癒できた割合、すなわちウイルスが消えた患者さんの割合は、初めてC型肝炎治療を受けた患者さんでは73～92％、再発した患者さん、すなわち一度はウイルスが消えたことがある患者さんでは88～97％と、おおよそ90％に達しました。

しかし、これまでのインターフェロン中心の治療が効かなかった患者さんでは34～62％にとどまりました(左の表)。

期待された副作用軽減も実際にはむしろ強め

直接、ウイルスを攻撃するプロテアーゼ阻害薬を加えたとしても、やはりインターフェロンを使う限り、3剤併用療法でも副作用の問題が残りました。

臨床試験の段階では、こうした治療の副作用も軽減する、と期待されたプロテアーゼ阻害薬もありましたが、実際には、インターフェロンによる副作用は、総じてペグリバ療法より、むしろ強く出てしまい、特に血球減少(貧血)はひどくなりがちでした。

高ウイルス量や肝硬変では使えず

以上のような状況から、これまでの治療でウイルスが消えなかった人でウイルスが消えるのは、3剤併用療法でもせいぜい約60％で、副作用の問題も残る。

これがインターフェロンを使った療法の限界ではないか、というのがおおかたの評価でした。

しかも、初めてC型肝炎治療を受ける人で、ウイルス量が多い、高ウイルス量の人には、

プロテアーゼ阻害薬別のウイルスが消えた（治癒した）人の割合
（治療対象の患者さんの状態が異なるため、数値の単純な比較はできません）

いずれも下記のプロテアーゼ阻害薬にペグインターフェロンとリバビリンを併用	初めて治療を受けた人	いったんウイルスが消えて、また出てきた人	それまでの治療でウイルスが消えなかった人
テラプレビル	73%	88%	34%
シメプレビル	89〜92%	90〜97%	39〜51%
バニプレビル	84%	92%	62%

インターフェロンを使う治療で、C型肝炎ウイルスを消すことができる限界⁉

各薬剤添付文書より作成

この3剤併用療法での効果が確認されておらず、使うことができませんでした。この治療法まで、インターフェロンを使った治療法のうちは、ウイルス量が治療効果を左右していたのです。

また、肝機能障害が進み、肝硬変と診断された場合、代償性（軽度の）肝硬変であっても、インターフェロンを含む治療である3剤併用療法を受けることはできませんでした。また、副作用の強さから、やはり高齢者の方には厳しい治療でもありました。

このため、インターフェロン・フリー、すなわちインターフェロンを使わないC型肝炎治療が待ち望まれていたのです。

column

薬品名「～ビル」は、「抗ウイルス薬」の意味

レジパスビル、ソホスブビル、ダクラタスビル……最近のC型肝炎治療薬は名前の末尾に「～ビル」が付いています。

これはウイルス（VIRUS）を略した「VIR」に由来しています。「～ビル」と名付けられた薬は、C型肝炎ウイルスをはじめとするウイルスを攻撃し、死滅させる「抗ウイルス薬」であることを示しています。

薬には２種類の名前があり、レジパスビルなどはすべて、薬の成分や効用に由来する一般名のため、同じ抗ウイルス薬として、共通部分があるのです。

もう一つの名前である製品名は、医薬品メーカーが独自に付けます。このため、特に共通した部分があるとは限りません。みなさんが目にするのは、この製品名のほうが多いかもしれません。

ちなみにレジパスビル／ソホスブビル配合剤の製品名は「ハーボニー®配合錠」といいます。

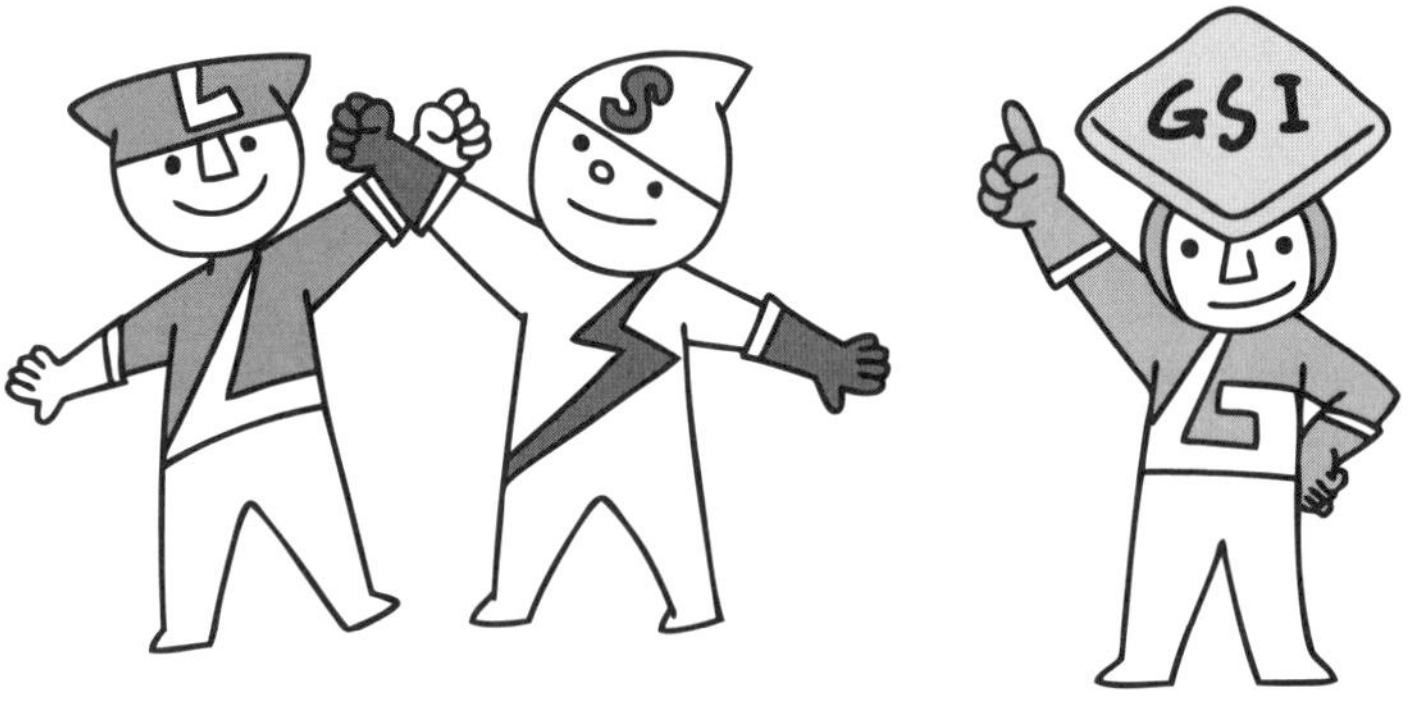

レジパスビル／ソホスブビル配合剤　ハーボニー®配合錠

一般名　製品名

第3章

飲み薬だけの治療へ

飲み薬だけで85%の人のウイルスが消えた（臨床試験）

錠剤とカプセル、2種類の飲み薬で治療

インターフェロンという注射薬を使わない、飲み薬だけによるC型肝炎の治療法が初めて健康保険の適用になったのは、2014年9月のことです。治療の対象は、ウイルスの遺伝子型が1b型の患者さんです。

使われる薬剤はダクラタスビルという錠剤（製品名・ダクルインザ®錠）とアスナプレビルというカプセル剤（製品名・スンベプラ®カプセル）の、2種類の飲み薬です。ダクラタスビルは1回につき1錠を1日1回、アスナプレビルは1回につき1カプセルを1日2回、24週間、服用する治療法です。

この飲み薬2剤による治療からは、インターフェロンによる治療では問題になったウイルスの量や遺伝子の変異の仕方などは問題にならなくなりました。ウイルスに関して、治療に影響するのは遺伝子型だけになったのです。また、肝硬変の患者さんは、これ以前のインターフェロンによる治療を受けることができませんでした。しかし、飲み薬2剤による治療は、肝硬変に進んでいても、チャイルド・ピュー・スコア（25ページ参照）でAの軽度（代償性）にとどまっていれば受けることができます。

飲み薬 2剤による治療のターゲットはNS3領域とNS5A領域

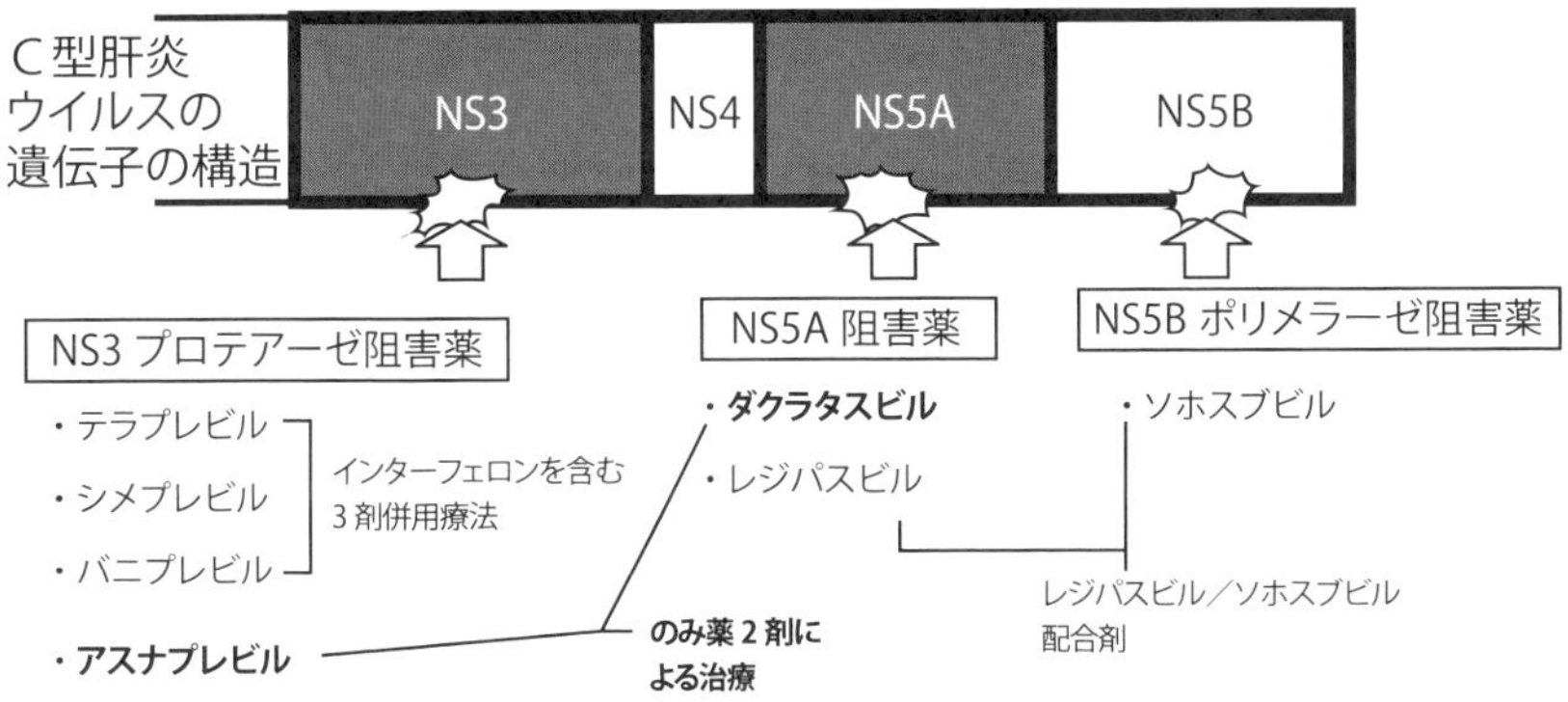

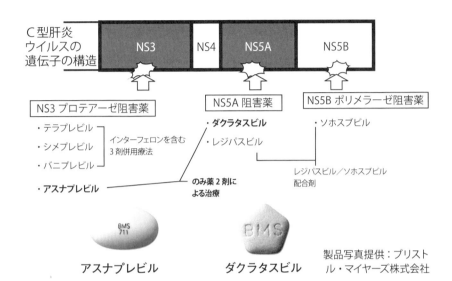

アスナプレビル

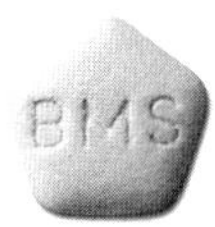

ダクラタスビル

製品写真提供：ブリストル・マイヤーズ株式会社

何より、副作用の心配がないため、インターフェロンの副作用によりこれまでの治療を受けられなかった、続けられなかった多くの高齢者の方のC型肝炎治療が可能になりました。

ウイルスのNS3領域とNS5A領域を攻撃する

2剤のうちアスナプレビルは、3剤併用療法の「ペグリバ」以外の飲み薬同様、NS3プロテアーゼ阻害薬に含まれます(上の図)。

もう一つのダクラタスビルは、ターゲットが少し異なりNS5Aという領域になります。ここでのウイルスの増殖にかかわる、たんぱく質の働きを妨げる作用があり、NS5A阻害薬と呼ばれています。この後に登場することになる、最新の飲み薬であるレジパスビル／ソホスブビル配合剤のレジパスビルの仲間です。

飲み薬だけによるC型肝炎治療の世界初の臨床試験

インターフェロンを一切使わずに、ダクラタスビル、アスナプレビルという2剤の飲み薬だけによって行われるC型肝炎治療。その世界で初となる臨床試験は、虎の門病院を中心に多施設で行われました。

この臨床試験の対象となったのは、ウイルスの遺伝子型1b型の患者さん222人です。

その内訳は、副作用などが原因で、これまでのインターフェロンによる治療を受けられずに未治療だった人や、インターフェロンによる治療を途中でやめざるを得なかった人が135人、インターフェロンによる治療が効かなかった人が87人となっています。

試験対象者には、軽度(代償性)の肝硬変と診断された人も22人含まれています。

24週間の治療を行った後、さらに24週間まで追跡して、ウイルスが消えたかどうかを確認しました。その結果、未治療などの135人のうち118人、約87%の人のウイルスが消えていました。

また、これまでの治療が効かなかった87人のなかでも70人、約81%の人のウイルスが消えていました。全体でみると、約85%の人のウイルスが消えていることが確認されたのです(左の上のグラフ)。

さらに、患者さんのさまざまな条件ごとに比較したところ、性別や年齢、治療開始時のウイルス量、そして肝硬変の有無にかかわらず約80%以上の人が治っていました(左の下のグラフ)。肝硬変であっても、軽度のうちなら治療でき、「治せる」ことが明らかになったのです。

飲み薬 2剤だけで約 85%の人が治った

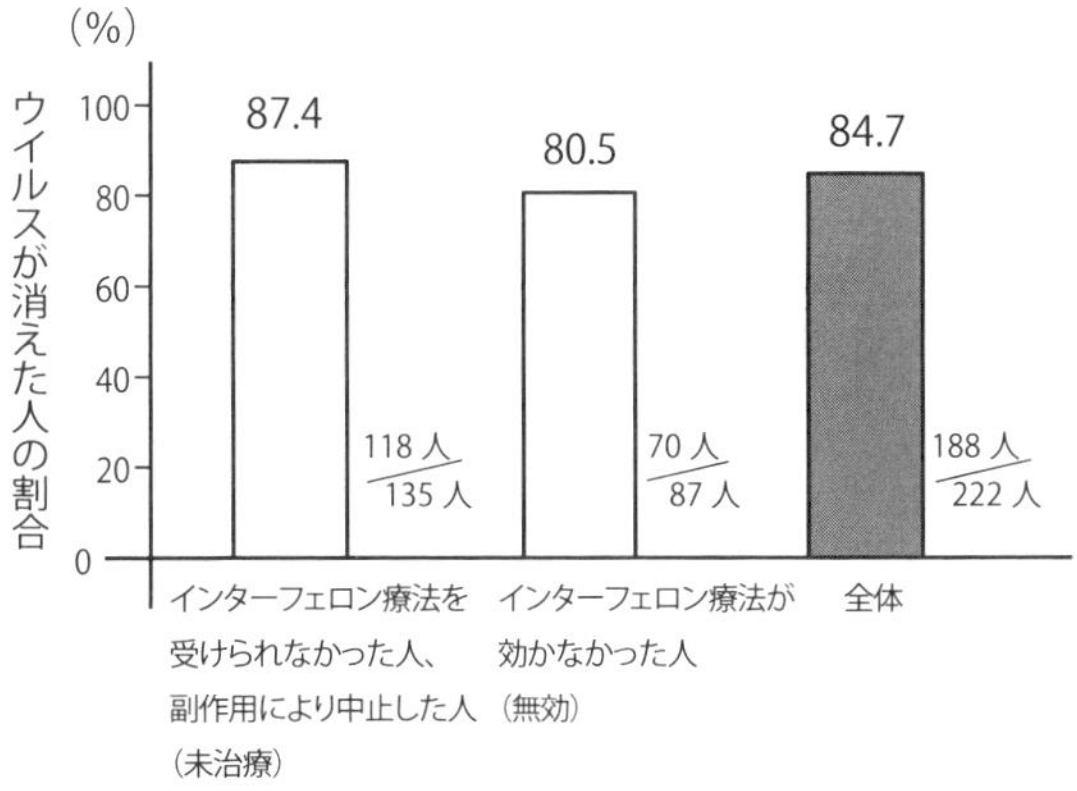

性別、年齢、ウイルス量、肝硬変の有無にかかわらず 80%以上の人が治った

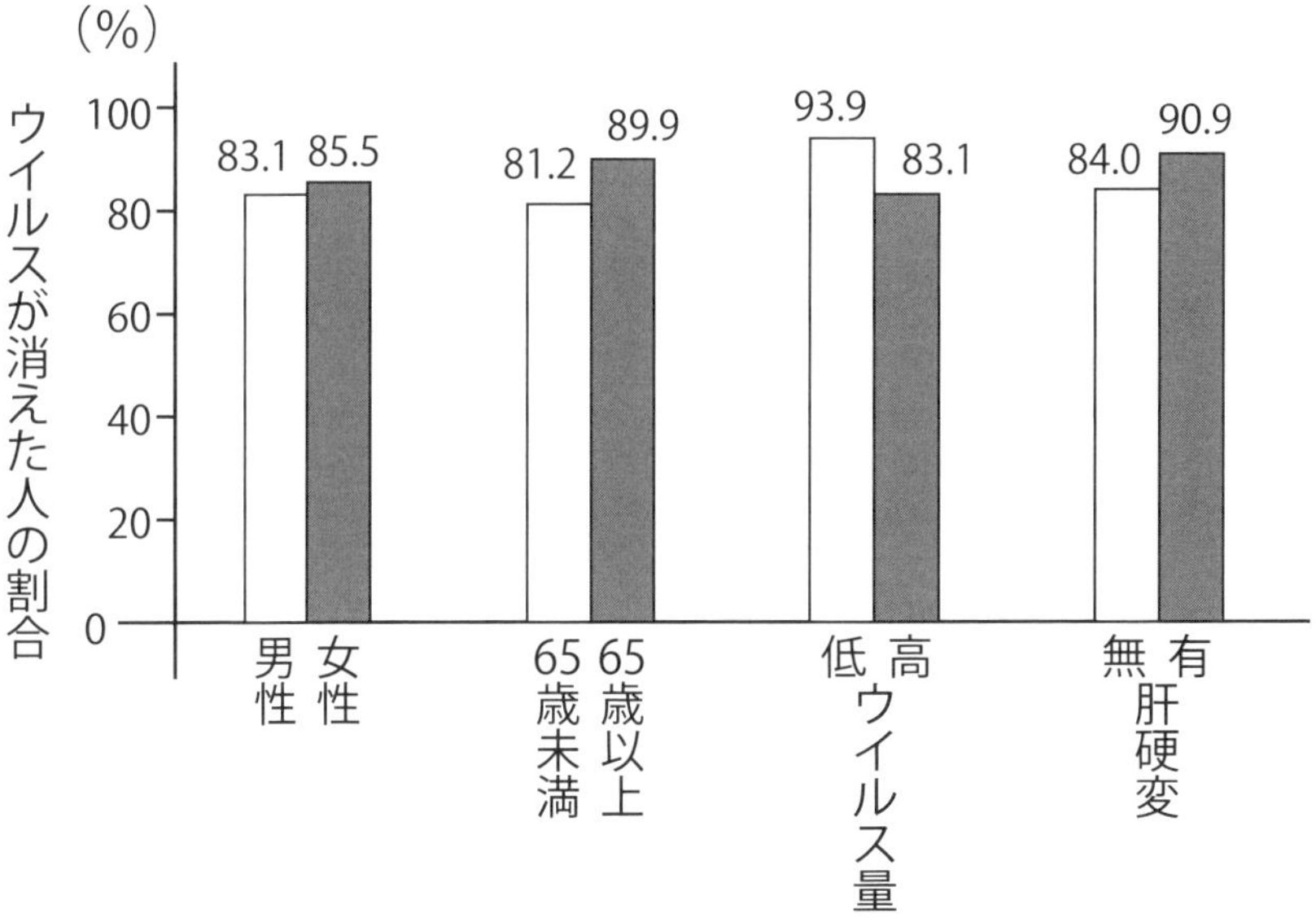

上下のグラフとも Kumada Hetal. Hepatology 2014;59:2083-2091 より作成

飲み薬だけで約90％が治り、副作用はほとんどなし（実際の治療）

ウイルスに薬剤耐性で治癒率が約半分に

虎の門病院では、C型肝炎に対するダクラタスビルとアスナプレビルの併用療法が健康保険の適用になって以来、1年ほどで、約900人の患者さんにこの飲み薬2剤による治療を行いました。

その結果、飲み薬だけで全体の約90％の人のウイルスが消えました（左のグラフ）。ただし、ウイルスに薬剤耐性がある人の場合は、ウイルスが消えたのはその約半分となってしまうことも分かりました。

これは、臨床試験の段階でも同様の結果が出ており、ウイルスに薬剤耐性がなかった人に限れば約94％の人のウイルスが消えたのに対して、薬剤耐性があった人では約41％にとどまっていたのです。

薬剤が十分に効かずに耐性が付く場合も

C型肝炎ウイルスには、特定の薬剤が効かないタイプがあることが分かっており、これを「薬剤耐性がある」といいます。薬剤を使う前から耐性をもっているウイルスもあれば、使用された薬剤が十分に効かずに耐性が後から付く場合もあります。

虎の門病院におけるダクラタスビルとアスナプレビルの併用療法の市販後の治療成績（薬剤耐性がある症例も含む）

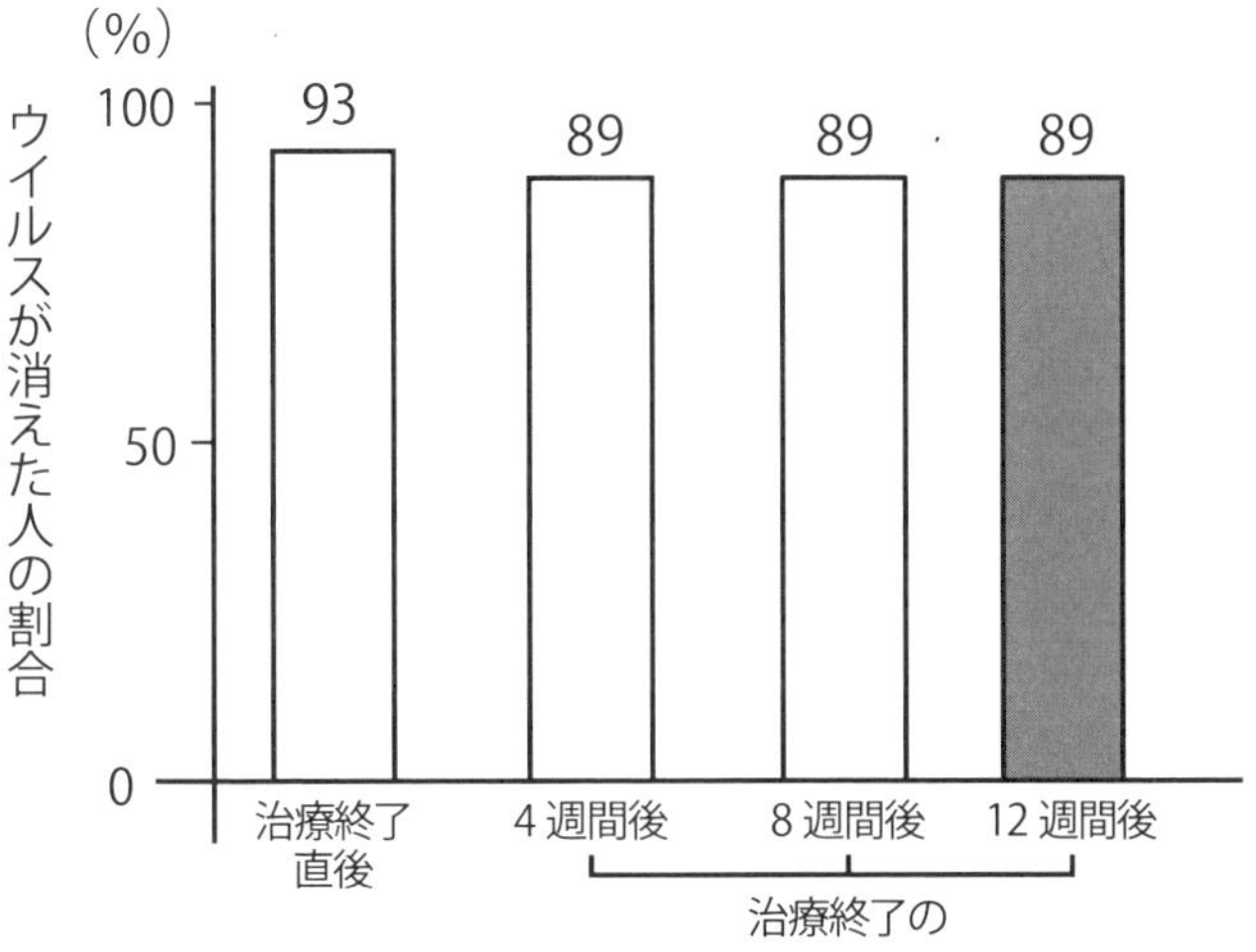

ダクラタスビルとアスナプレビルの併用療法では、ウイルスのNS３領域（アスナプレビル）、あるいはNS５A領域（ダクラタスビル）に薬剤耐性があると、治療効果が半減してしまうわけです。

NS５A領域の場合、遺伝子の93番目（Y93）か31番目（L31）のアミノ酸が変異していると薬剤耐性になることが明らかになっています。ただし、Y93に耐性をもつウイルスに感染している人は日本人の約８％、L31に耐性をもつ人は約３％とわずかであることも分かっています。

薬剤耐性は時間が経つと消える可能性

こうした薬剤耐性の問題が残されているため、飲み薬２剤による治療は事前のウイルス検査で、これらの薬剤耐性の有無を調べ、薬剤耐性がないウイルスをもつ患者さんに絞って行うことが必要でした。薬剤耐性がないことが確認できれば、飲み薬を24週間服用するだけで大半の人のウイルスを消すことが可能なのです。

なお、虎の門病院の経験では、アスナプレビルのNS3領域の薬剤耐性は2年経てば消え、ダクラタスビルのNS5A領域のうち、L31の薬剤耐性は2年で半分は消えました。Y93の薬剤耐性は2年で消えることはないものの、量が減ってきており、さらに時間をかければ消える可能性もあります。薬が効かなかった場合の「後から出てきた薬剤耐性」は時間経過とともに消える可能性があるのです。2015年8月に健康保険の適用になった、最新の飲み薬レジパスビル／ソホスブビル配合剤では、これらの薬剤耐性の問題もほとんどなくなることが期待されます。

「薬を飲むだけ」でも通院して検査、は必要

インターフェロンを使わないため、ダクラタスビルとアスナプレビルの併用療法による副作用はほとんどありません。1～3割の患者さんに咽頭炎、頭痛、発熱、肝機能の検査値の上昇などがみられましたが、いずれも軽く、「かぜ様症状」程度でした。これらの症状のうち、発熱や肝機能の検査値の上昇は、入院して対処する必要があったり、治療中止につながる場合もあるため、注意が必要です。

このような副作用への対処も含め、「ただ、毎日、錠剤とカプセルを飲むだけ」の治療であっても、少なくとも2週間に1回は受診して検査を受けることが大切です。特に、肝機能の検査値が高めの人の場合は、毎週、受診して、検査を受ける必要があります。これはレジパスビル／ソホスブビル配合剤による治

年齢層別にみた、インターフェロンを使う治療と使わない（飲み薬だけの）治療の患者さんの割合（虎の門病院）

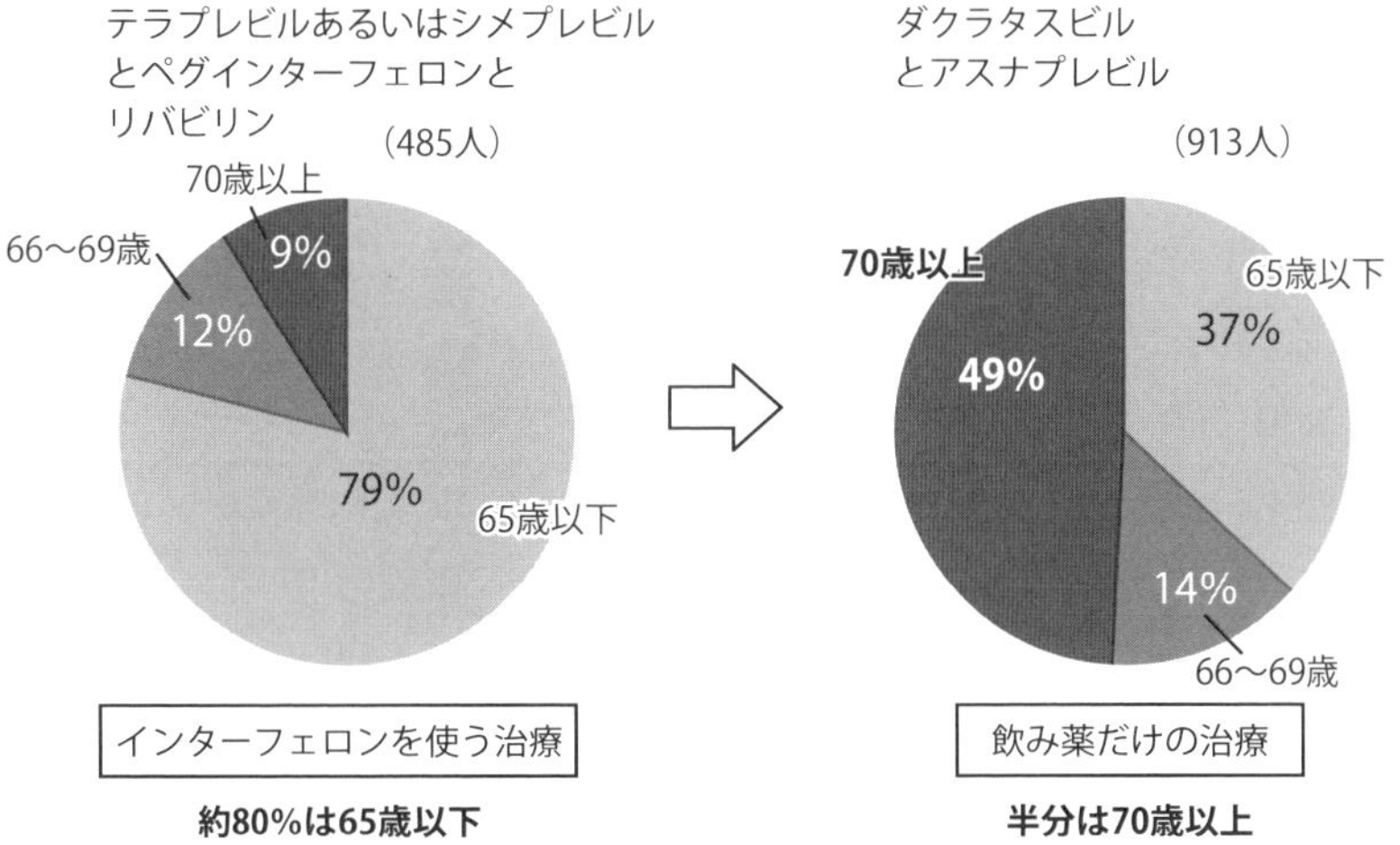

療中も、慎重に経過観察していく必要があることは同じです。

高齢者の方も受けやすくなり、半数は70歳以上

虎の門病院で、ダクラタスビルとアスナプレビルの併用療法を受けた約900人のうち、約半数は70歳以上の高齢者の方です（上の図）。その大半は、インターフェロンの副作用のために治療ができなかったり、途中でやめざるを得なかった患者さんたちであり、「やっと治療が受けられた」という人たちです。

C型肝炎では、肝硬変を経ずに慢性肝炎からいきなり肝がんを発症するケースが珍しくありません。最近の高齢の患者さんでは、増加傾向にあるとみられています。だからこそ、「高齢だから」とあきらめてしまわずに、治療を受けることが大切なのです。

いくつになっても治療して、長生きを楽しむ

肝がんになりやすい高齢者ほど治療が必要

かつては、C型肝炎ウイルスの感染が確認できても、肝機能に異常がみられなければ、特に高齢者の方の場合、経過観察、すなわち治療を行わないこともありました。インターフェロンの副作用が強いうえ、治癒率もそれほど高くなかったからです。

しかし、今は飲み薬だけで、強い副作用に悩まされることなく、ほとんど治る時代になってきました。高齢者の方は特に、慢性肝炎からいきなり肝がんになりやすいとされており、なおさら積極的に治療を受けるべきです。

強い副作用により、従来の治療を受けていない人が多い高齢者の方には、その分「治りやすい」人が多いともいえます。

「高齢だから」で、治療をあきらめない

治療の支障となる持病がある場合などは別ですが、単に「高齢だから」という理由で、C型肝炎の治療を受けなくてもいいという根拠は何もありません。患者さんが何歳まで生きるのかは、誰にも分からないからです。人生設計は人それぞれです。虎の門病院でダクラタスビルとアスナプレビルの飲み薬2剤の

C型肝炎をしっかり治療して
充実した「第二の人生」を

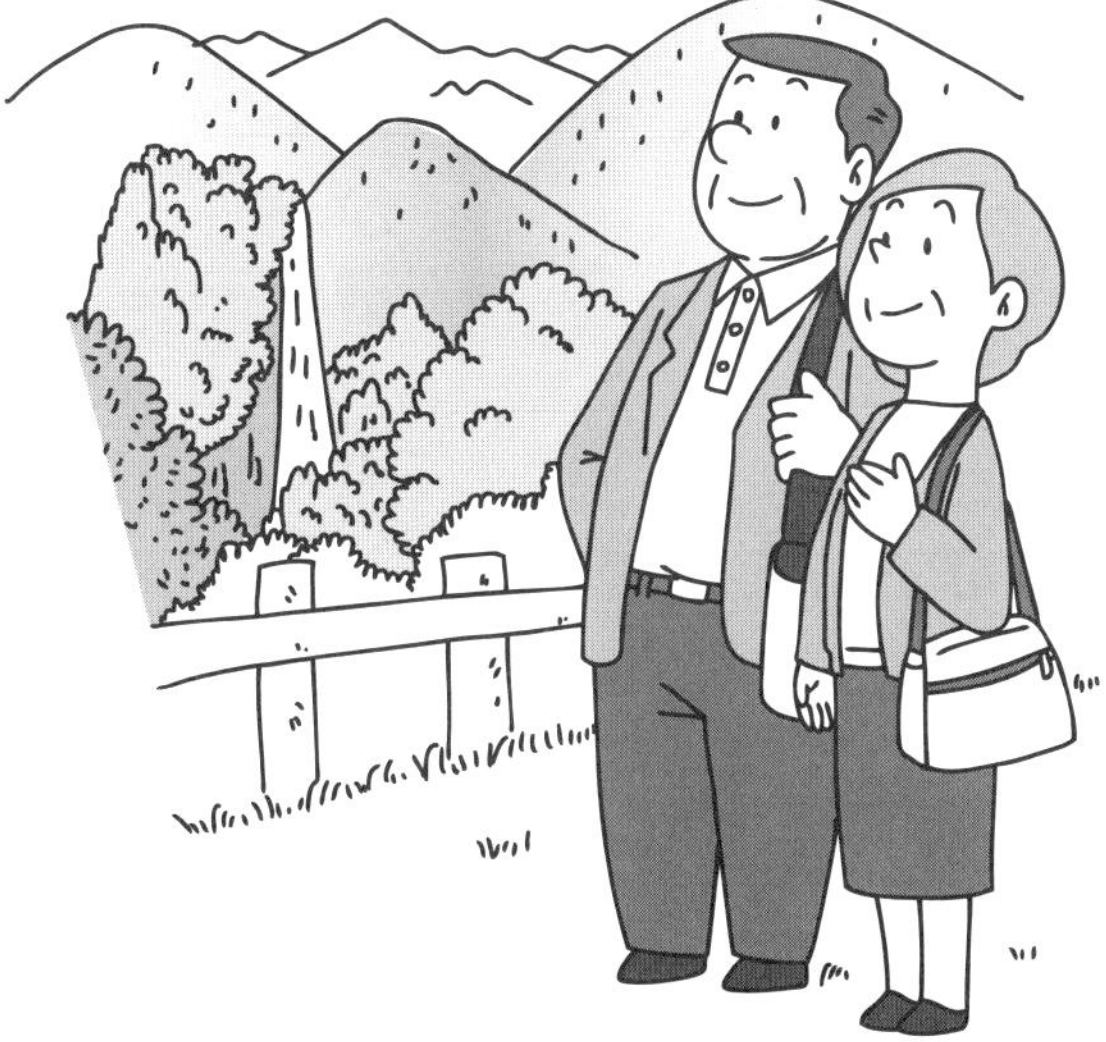

治療を受けている患者さんのなかには、88歳の人もいます。C型肝炎をきちんと治療し、「いきなり肝がん」のリスクを減らして、長生きを楽しめるようにしましょう。

前の治療が効かなかった人も治療を受けるチャンス

一方、70歳未満の患者さんでも、ウイルスを消す治療を必要としている方のなかには、以前、インターフェロンの副作用にもある程度耐えられたため、これまでのインターフェロンを中心とした治療を受けたものの、十分な効果が得られなかった方が多く含まれています。

飲み薬だけの治療なら、このような「これまでの治療が効かなかった人」にも有効です。ダクラタスビルとアスナプレビルの併用療法の段階でも、約90%の人が治っているのです。

「治療ガイドライン」を改定、飲み薬による治療を推奨

レジパスビル／ソホスブビル配合剤が第一選択薬に

ダクラタスビルとアスナプレビルの併用療法に続いて、レジパスビル／ソホスブビル配合剤も健康保険の適用となったことを受けて、一般社団法人日本肝臓学会は2015年9月、今後のC型肝炎治療の指針となる「C型肝炎治療ガイドライン（第4版）」を公表しました。

同学会はこの配合剤について、「治療効果、安全性ともに優れており、ウイルスの遺伝子型1型（1b型）の患者さんへの第一選択薬と位置付けられます」と明記しています。

前治療が「ペグリバ」でも「3剤併用」でも、まず飲み薬

同ガイドラインでは、ウイルスの遺伝子型が1b型の場合、ペグリバ療法を受けたことがある人（再治療）も、ない人（初回治療）も、第一選択はレジパスビル／ソホスブビル配合剤、第二選択はダクラタスビルとアスナプレビルの併用療法（ウイルスの遺伝子のY93とL31に変異なし）としています。ペグリバ療法の2剤にプロテアーゼ阻害薬を加える3剤併用療法を受けた人も、レジパスビル／ソホスブビル配合剤が推奨されています。

一方、ウイルスの遺伝子型が2型の場合に

「C型肝炎治療ガイドライン」でも、
「まず飲み薬」が推奨される時代に

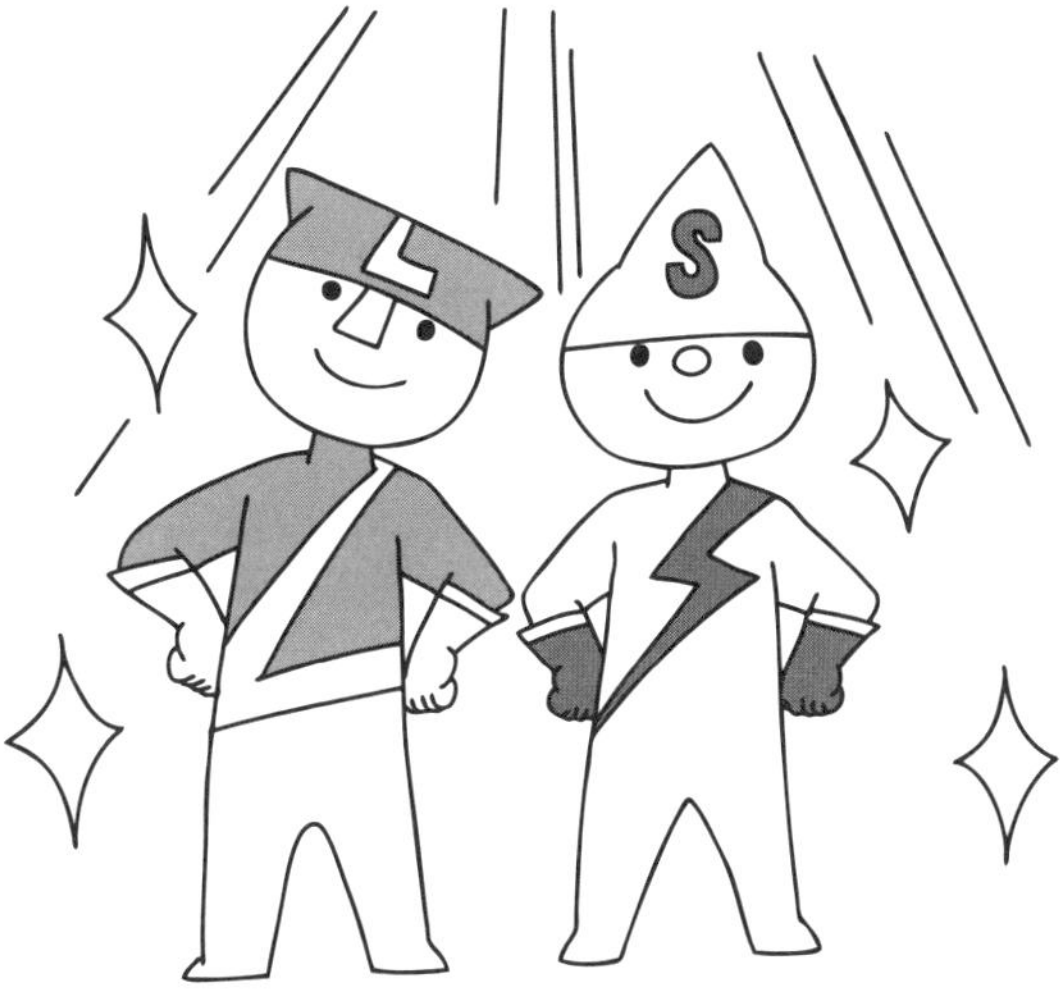

は、直接ウイルスを攻撃するタイプの薬剤による治療歴がない人では、初回治療も再治療も、第一選択はソホスブビルとリバビリンの併用療法となっています。プロテアーゼ阻害薬を含む3剤併用療法が効かなかった人も同様です。

軽度の肝硬変の患者さんの治療に、飲み薬を推奨

そして、飲み薬だけの治療によって、初めて治療が受けられるようになった軽度の（代償性）肝硬変の患者さんの場合、1型ならレジパスビル／ソホスブビル配合剤と、ダクラタスビルとアスナプレビルの併用療法（ウイルスの遺伝子のY93とL31に変異なし）、2型ならソホスブビルとリバビリンの併用療法が推奨されました。

「治る」時代には、「治療後発がん」への備えを

しかし「素地」が残る発がんリスク激減

レジパスビル／ソホスブビル配合剤などの飲み薬だけによる治療が普及し、C型肝炎がほとんど治るようになると、次の問題はC型肝炎が治ってからの発がんです。

肝炎ウイルスを消すことで、肝がんの発がんリスクが激減することは確かです。しかし、治療するまでの肝炎ウイルスに感染していた間に、いわば〝発がんの素地〟ができてしまっていると考えられています。

慢性肝炎の患者さんが10年後、15年後に肝がんを発症するリスクはどちらも1・68％、肝硬変の患者さんではそれぞれ24・2％、39・4％という報告もあります。

ウイルスが消えると、肝臓組織の線維化が緩み柔らかくなって、発がんのリスクは下がります。しかし、発がんの素地までなくすことは難しいため、治った後も引き続き注意が必要なのです。

インターフェロンの副作用により、C型肝炎の治療ができない期間が長かった高齢者の方や、慢性肝炎にとどまらずに肝硬変に進んでしまった方は特に、ウイルスが消えた後も発がんのリスクが残りやすいため、定期的な検診受診などを続けることが大切です。

治療後も定期的に検査を

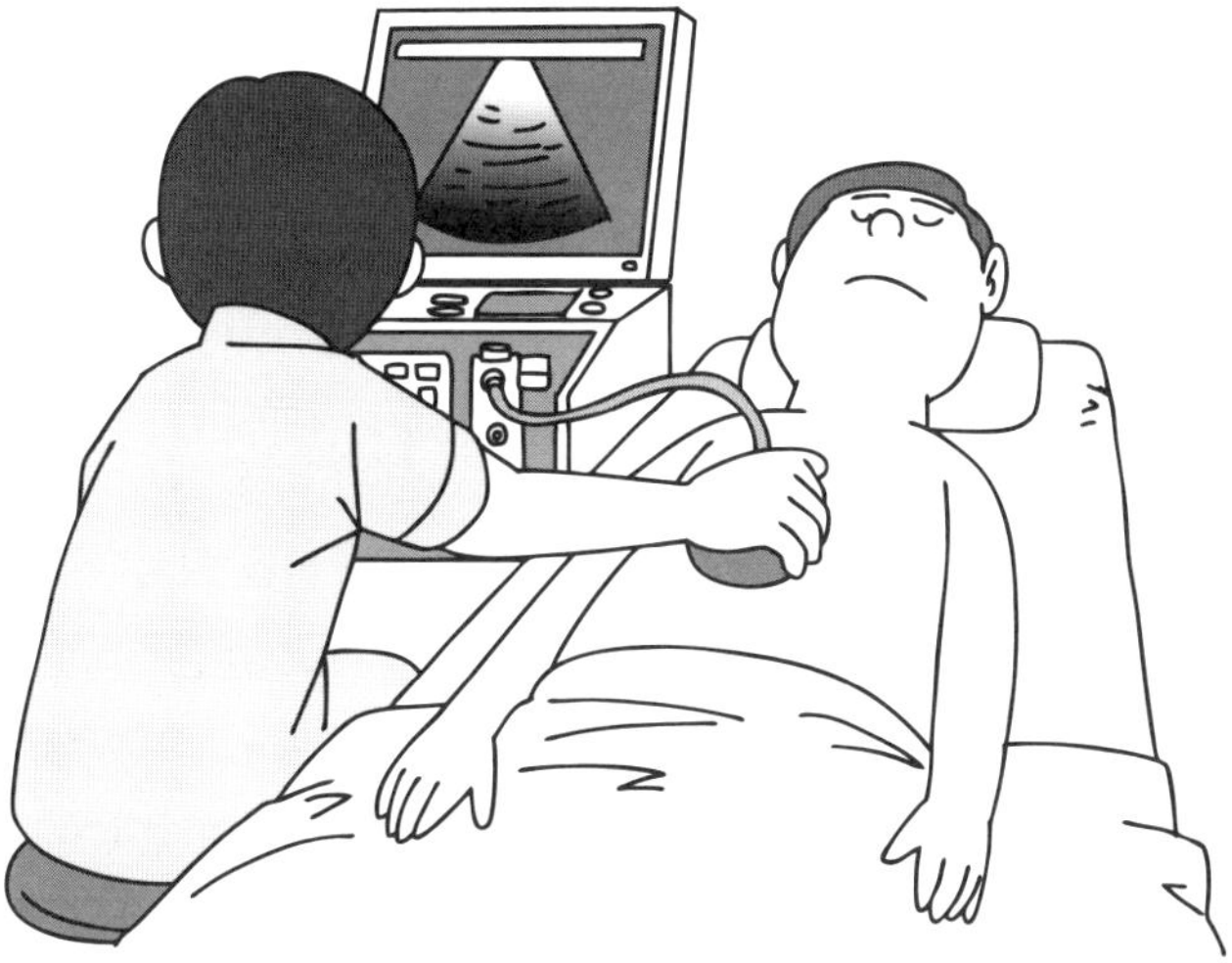

高齢者の方、肝硬変、男性は特に注意を

肝炎ウイルスが消えてからも発がんしやすいのは、高齢者の方（75歳以上）、肝硬変のように肝臓組織の線維化が進んでいる方、それに男性です。これらの方は肝炎ウイルスが消えてからも1年に2回、それ以外の方でも1年に1回は、エコーやCT、MRIなどで肝臓の画像検査を受けたほうがよいでしょう。

血液検査では、肝がんの腫瘍マーカーとしてAFPやPIVKA－Ⅱ（ピブカ－ツー）という検査値が有効であることが知られています。これら2つの検査値は、補い合って見落としを減らし、肝がんの危険度をよく知らせてくれます。エコーなどの画像診断と同時に、これらの腫瘍マーカーも定期的に測ってもらいましょう。

column

飲み薬の「飲み忘れ対策」を知っておこう

C型肝炎が、飲み薬だけで治せるようになり、薬を毎日、正しく服用することが、いっそう大切になってきました。それでも、飲み忘れてしまった場合に備えて、その後の対応の仕方を紹介します。

どちらの飲み薬でも、飲み忘れたからといって、2回分を一度に飲むことは絶対にしてはいけません。

また、ダクラタスビルとアスナプレビルの併用療法では、「朝・1錠と1カプセル、夜・1カプセル」など、1日2回、違う飲み方をするため、主治医に飲み忘れ対策を事前によく確認することが特に重要です。

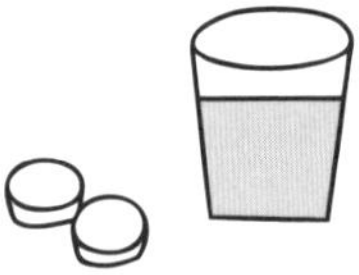

レジパスビル／ソホスブビル配合剤

飲み忘れに気づいたら、そのときに1回分を飲んでください。ただし、次に飲む時間が近い場合は1回とばして、次の時間に1回分飲んでください。

ダクラタスビルとアスナプレビルの併用療法

①次に飲む時間が4時間以上あいている場合

気づいた時点ですぐに、1回分を飲んでください。

②次に飲む時間が4時間あいていない場合

飲み忘れた分は飲まずに1回分とばし、次に飲む時間に1回分を飲んでください。

（いずれも、それぞれの薬剤の患者さん向けパンフレットより）

第4章

飲み薬だけで治りました

ダクラタスビルとアスナプレビルの併用療法での治癒例

ケーススタディ①
今まで治療が受けられなかった高齢者でも、特に副作用もなくウイルスが消えた

【80歳、女性、慢性肝炎、初回治療】

- ●既往歴：73歳で高血圧症の診断
- ●家族歴：２人の姉が糖尿病、母親は心臓病
- ●喫煙歴：なし
- ●飲酒歴：なし

63歳のときにC型慢性肝炎と診断される。ウイルスの遺伝子型は１b型で高ウイルス量。当時のインターフェロン単独療法は治癒率５％の時代で、同療法は受けないことになる。肝がん発症予防のために肝機能を維持するウルソデオキシコール酸(製品名・ウルソ®錠）という飲み薬を飲みつつ、副作用が少なく治癒率の高い新薬を待った。

ダクラタスビルとアスナプレビルの、飲み薬２剤の併用療法が健康保険適用になった時点では80歳になっていたが、高齢でも受けやすい、同療法による治療を開始。ダクラタスビルの錠剤を1錠／日、アスナプレビルのカプセル剤を２カプセル／日、24週

間（半年）服用し、目立った副作用もなく、治療終了後12週間、ウイルスは検出されずに治癒した。

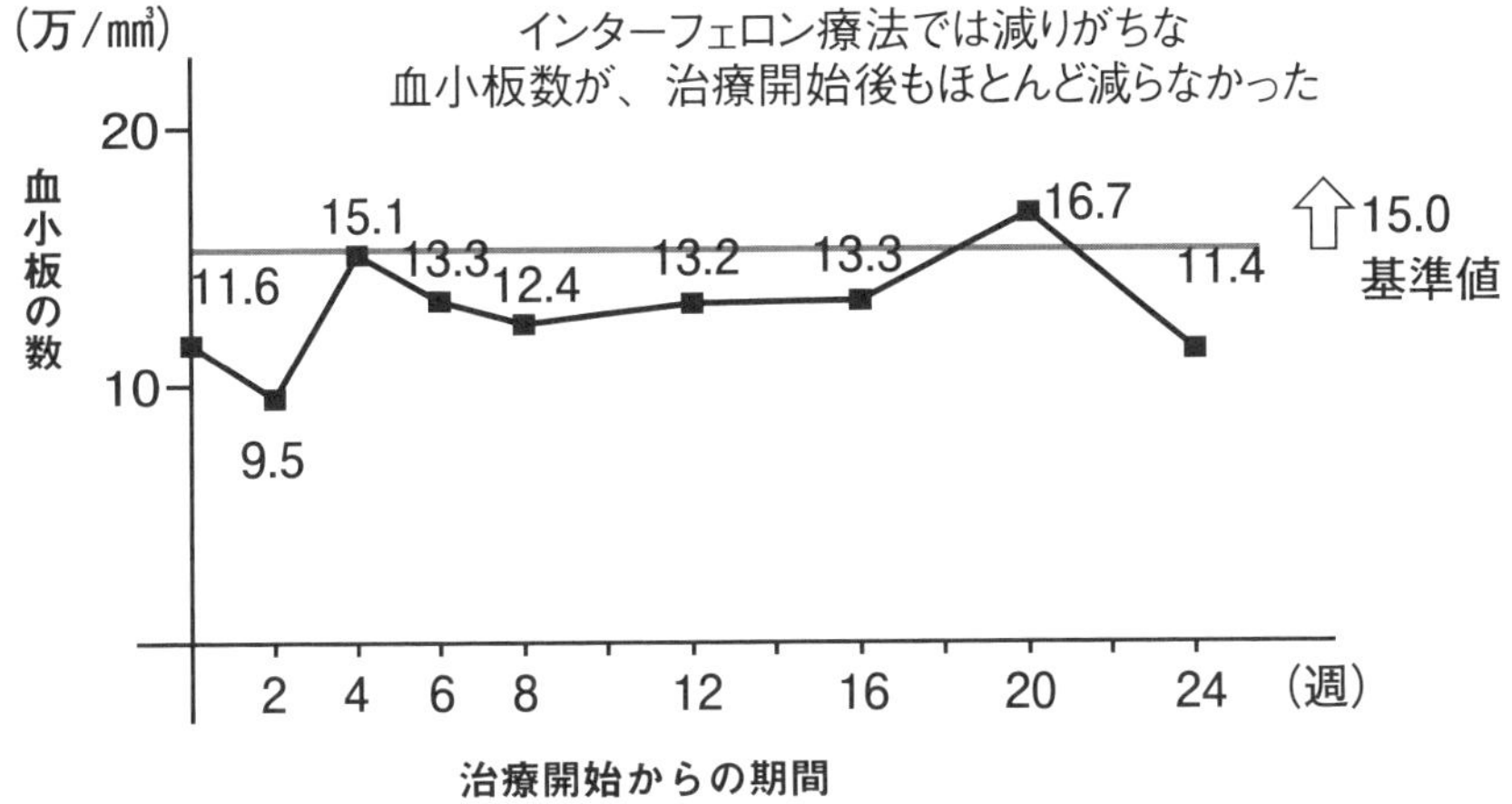

低いほど肝臓が硬くなっていることを示す血小板数は、15万／㎣以上が基準であり、治療開始時から低めだったが、治療を始めてもほぼ減ることはなかった
※正常値は検査を行う病院や施設によって異なります。

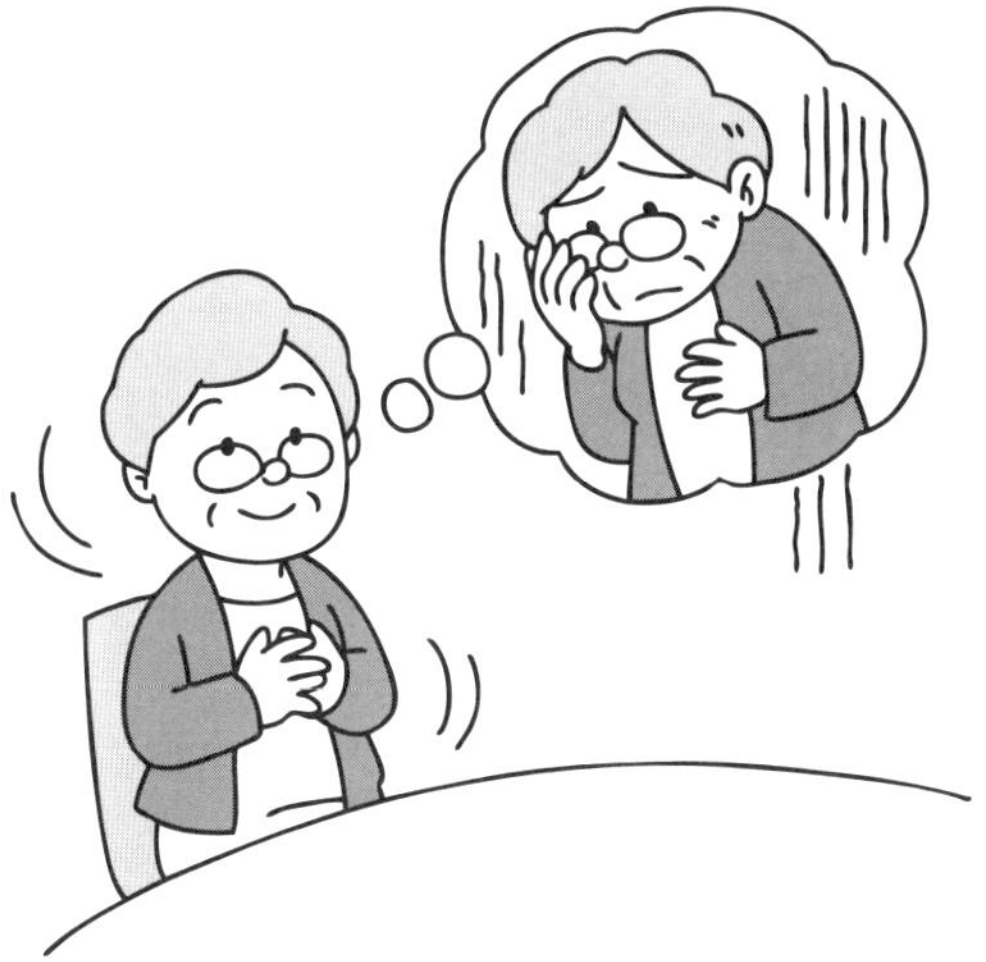

ケーススタディ②
これまでの治療が効かず、副作用でうつになってしまった人も治った

【42歳、男性、代償性肝硬変、リバビリン併用療法無効、うつ状態】

●既往歴：35歳のとき、ペグインターフェロンとリバビリンの併用療法を受けている間にうつ状態となる
●家族歴：母親がC型肝炎から肝硬変、肝がんで死亡。父親は心臓病
●喫煙歴：1日に3本程度を10年間
●飲酒歴：なし

27歳のときにC型慢性肝炎と診断される。ウイルスは1b型、高ウイルス量であったが、まだ若く体力もあったため、インターフェロン単独療法に踏み切った。しかしながら、ウイルスを消すことはできなかった（無効例）。

35歳のときにはペグインターフェロンとリバビリンの併用療法（ペグリバ療法）も受けたが、再び無効。この治療中に、うつ状態となる。インターフェロンの副作用の可能性が考えられた。

このため、その後はインターフェロンを使った治療は困難となった。しかし、そのままでは発がんの危険性が高まるため、発がん予防をめざし、肝機能

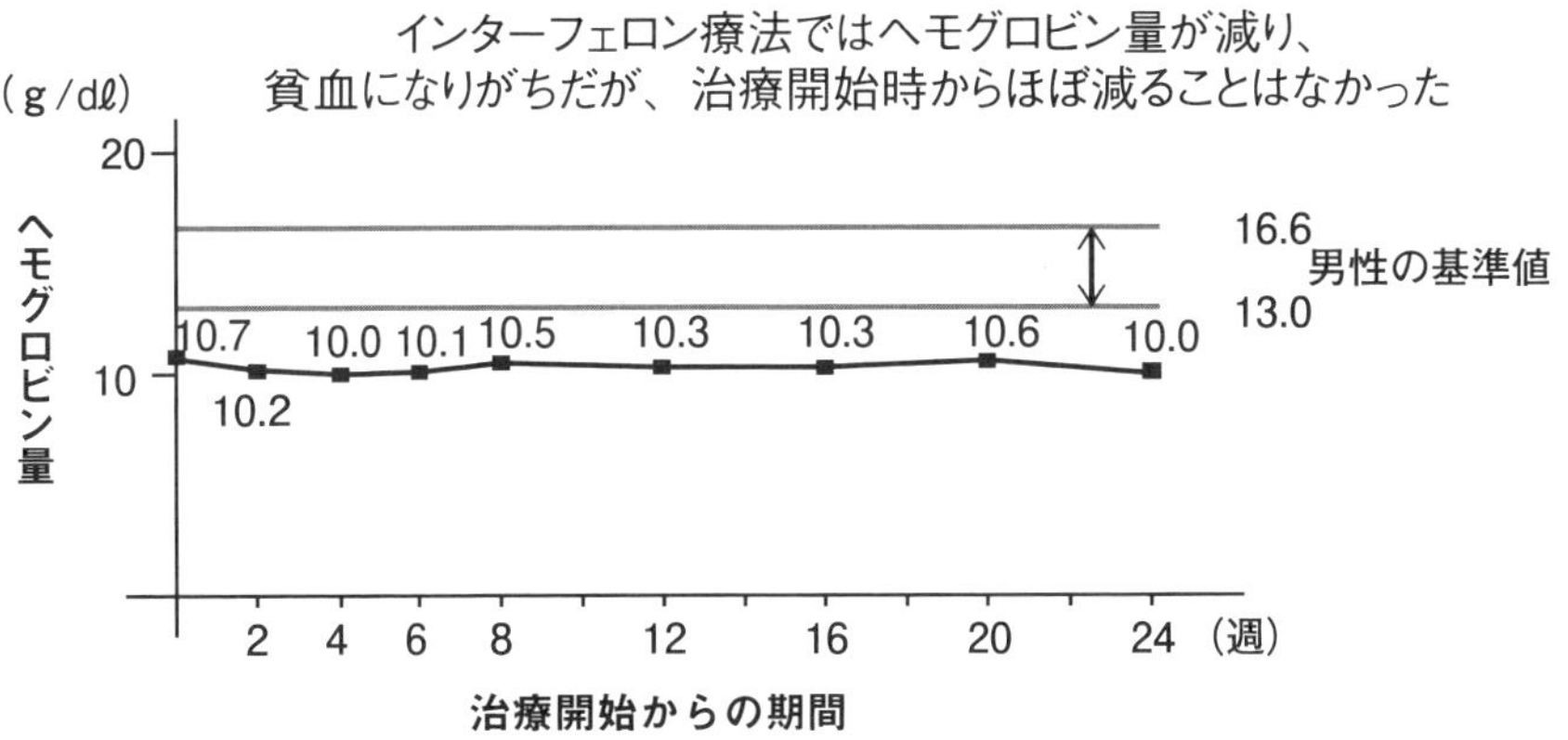

男性ではヘモグロビン量13.0g/dℓを下回ると貧血とされ、もともと貧血傾向だったが、飲み薬２剤による治療中に貧血が進むことはなかった
※正常値は検査を行う病院や施設によって異なります。

維持のためにグリチルリチン製剤（製品名・強力ネオミノファーゲンシー®静注）の注射とウルソデオキシコール酸の内服薬を続けた。

Ｃ型肝炎では肝臓に鉄分が過剰にたまるため、これを改善するために、効率よく肝臓の鉄分を減らせる、血液を抜く「遮血療法《しゃけつ》」（１０８ページ参照）も受けた。

インターフェロンが２回無効 三度目に飲み薬だけで治癒

そして、ダクラタスビルとアスナプレビルの、飲み薬２剤の併用療法が健康保険適用になったのに伴い、三度目のＣ型肝炎治療に挑むこととなった。

ダクラタスビルとアスナプレビルを24週間（半年）服用。特に目立った副作用もなく、治療終了から12週間たっても、ウイルスは検出されずに治癒した。肝硬変に進んでいたが軽度にとどまり、うつ状態があっても、飲み薬２剤による治療が効果的だった。

ケーススタディ③

血小板値低く、インターフェロン使えず、でも、飲み薬2剤でウイルスが消えた

【66歳、男性、代償性肝硬変、初回治療、血小板低値】

●既往歴：16歳のとき交通事故で輸血
●家族歴：特になし
●喫煙歴：なし
●飲酒歴：なし

56歳のときにC型肝炎ウイルスによる代償性（軽度の）肝硬変と診断される。遺伝子のウイルス型は1b型で、高ウイルス量であった。そのうえ、血小板値が低かった。インターフェロン療法では、副作用により血小板値が低下しやすいため、同療法の導入は困難と判断された。

肝がんの発症予防を目的に、ウルソデオキシコール酸の内服で肝臓を保護する肝庇護《かんひご》療法を受け、新薬の登場を待った。

そして、血小板値が低くても使えるダクラタスビルとアスナプレビルを24週間（半年）服用した。

軽度の肝硬変もあったが、特に副作用もなく治療

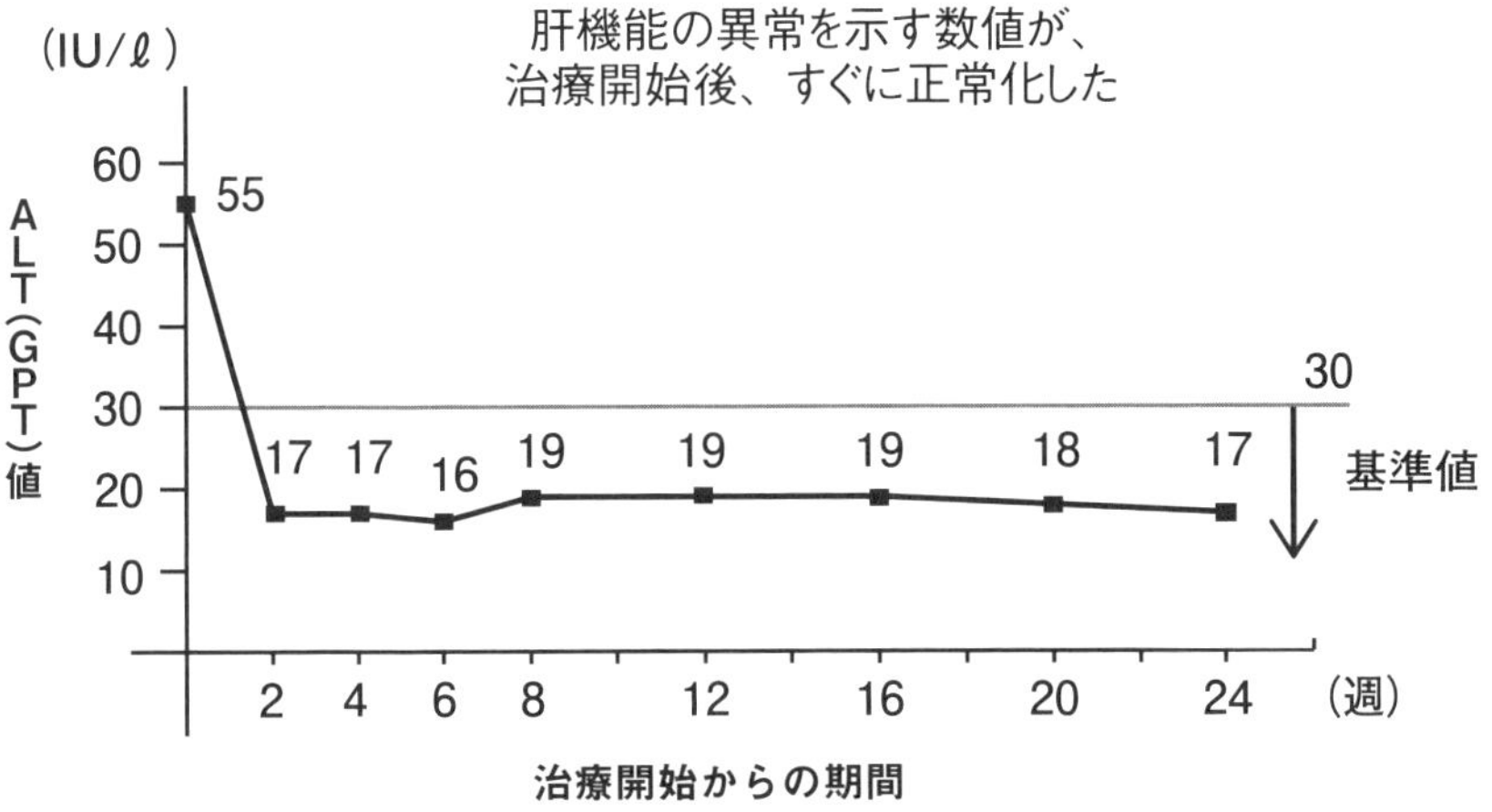

軽度ながら肝硬変に進んでおり、肝機能の低下が心配されていたが、飲み薬2剤による治療で、肝機能の異常を示す検査値であるALTはすぐに、30IU/ℓ以下という基準値内におさまった
※正常値は検査を行う病院や施設によって異なります。

を終了し、その後12週間、ウイルスは検出されずに
治癒した。

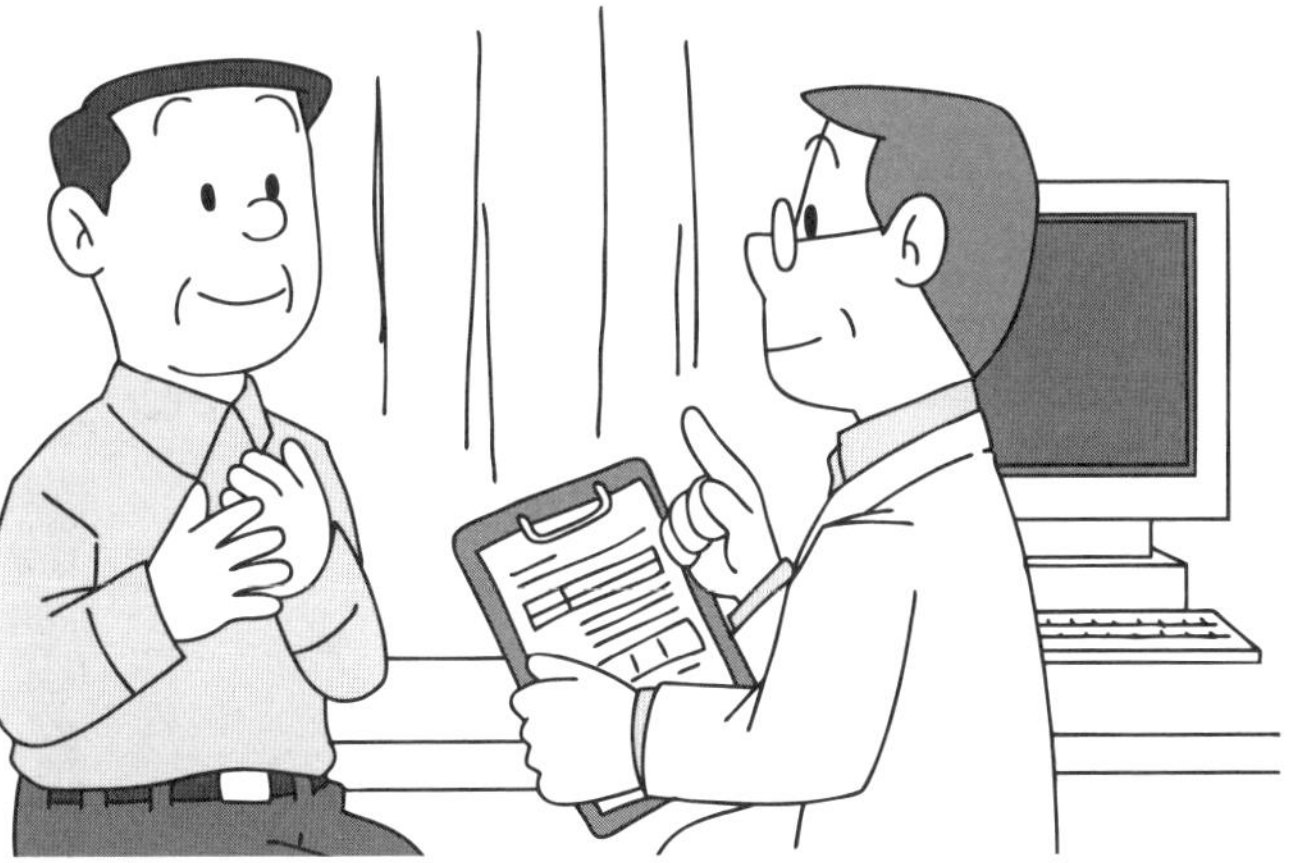

ケーススタディ④
肝がんの危機に瀕した肝硬変患者さんも治癒。がんのマーカーも正常化

【72歳、女性、代償性肝硬変、AFP／ALT高値、初回治療】

●既往歴：21歳、虫垂（盲腸）切除、64歳、白内障手術
●家族歴：特になし
●喫煙歴：なし
●飲酒歴：なし

64歳、白内障手術に伴う検査でC型肝炎の感染が分かったが、すでに肝硬変に進んでおり、代償性（軽度の）肝硬変と診断される。ウイルスのタイプは1b型、高ウイルス量であり、インターフェロン療法は受けなかった。

発がん予防をめざし、肝機能維持のためにグリチルリチン製剤の注射とウルソデオキシコール酸の内服薬を続けた。C型肝炎では肝臓に鉄分が過剰にたまるため、これを改善するために（効率よく肝臓の鉄分を減らせる）血液を抜く遮血《しゃけつ》療法も受けた。

ペグインターフェロンとリバビリンの併用療法が健康保険の適用になったときにも治療を検討した

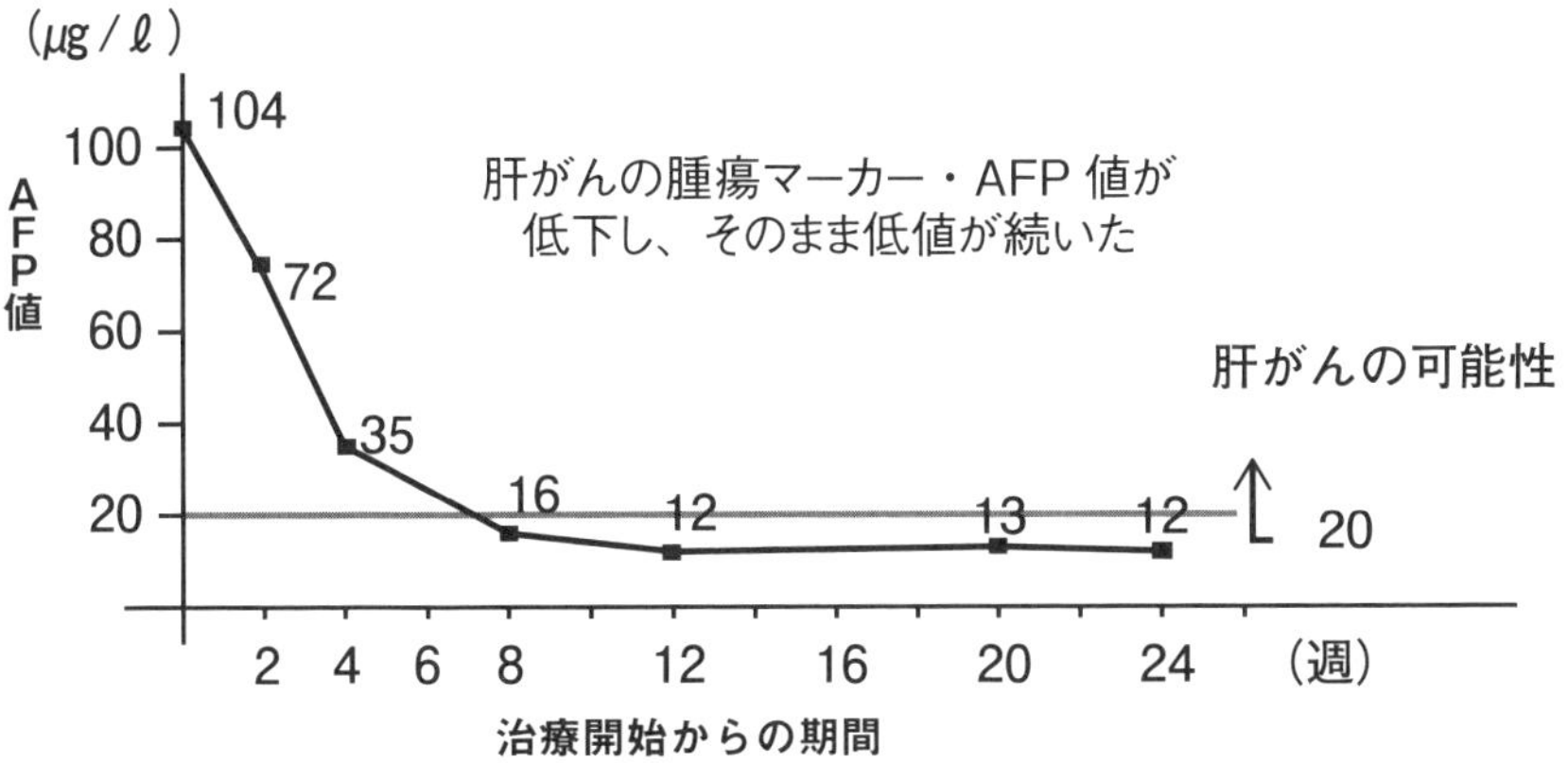

肝がんの危険度が分かるAFP値は、20μg/ℓを超えると要注意だが、飲み薬2剤による治療でこの基準値以下の水準に低下した
※正常値は検査を行う病院や施設によって異なります。

が、副作用の強さと当時の治癒率(約50%)を考え、治療を見送った。

その後、肝がんの発症・進行の目安(マーカー)となる検査値のAFP値や、肝機能の異常を示すALT値が高い状態が続き、肝がんの発症の危険性が非常に高い状態となった。

AFP値、ALT値ともに正常化

そして、ダクラタスビルとアスナプレビルの、飲み薬2剤の併用療法が健康保険適用になり、すぐに同療法による治療を開始した。ダクラタスビルとアスナプレビルを24週間(半年)服用し、特に副作用もなく、治療を終了し、その後12週間、ウイルスは検出されずに治癒した。AFP値、ALT値ともに正常化し、同併用療法により肝がんの危険性も遠ざけることができる可能性が確認できた。

ケーススタディ⑤

インターフェロンを含む3剤併用でも無効。三度目の治療で「飲み薬だけ」、順調に治癒

【61歳、女性、慢性肝炎、ペグリバ療法・３剤併用療法無効】

●既往歴：特になし
●家族歴：特になし
●喫煙歴：なし
●飲酒歴：なし

45歳のとき、C型慢性肝炎と診断される。ウイルスの遺伝子型は1b型であり、高ウイルス量だった。52歳のときに、ペグインターフェロンとリバビリンを組み合わせた「ペグリバ療法」を受けたが、ウイルスは消えなかった(無効)。55歳のときにはさらに、この「ペグリバ」の2剤に、テラプレビルという飲み薬を加えた3剤併用で、再治療を受けたが、これも無効だった。

しかし、ダクラタスビルとアスナプレビルの併用療法を24週間(半年間)続け、特に副作用もなく、治療を終了し、その後12週間、ウイルスは検出されずに治癒した。最近までの中心的な治療法であった、

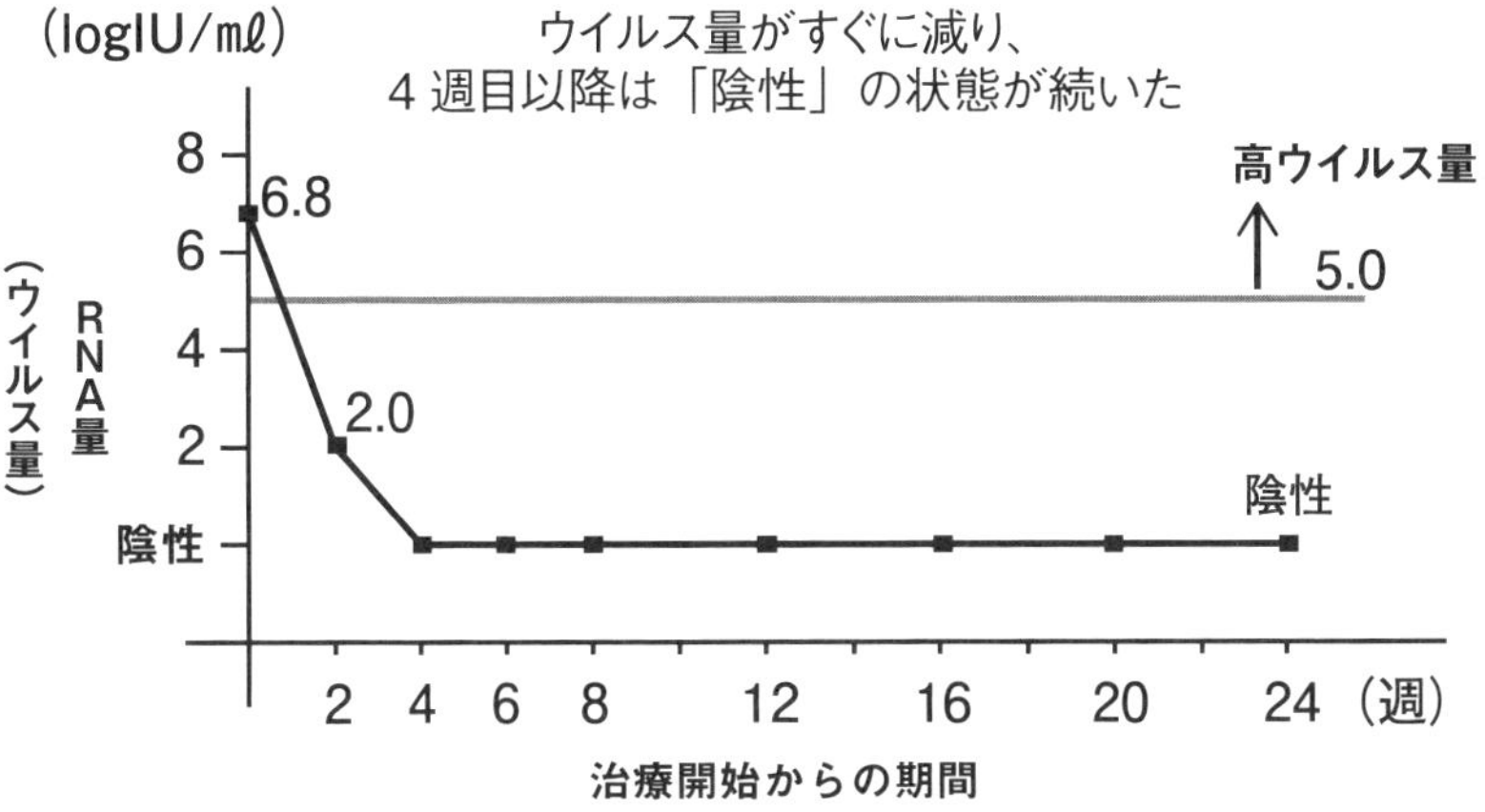

C型肝炎ウイルスがどれだけ減ったか、死滅させることができたかが分かるRNA量は、5.0logIU/mℓ以上を高ウイルス量と表現する。治療開始と同時にすぐに減り始め、目標となる「陰性」を達成した
※正常値は検査を行う病院や施設によって異なります。

インターフェロンを含む３剤併用療法でも治らなかった人でも、飲み薬２剤による治療で「治った」ことになる。

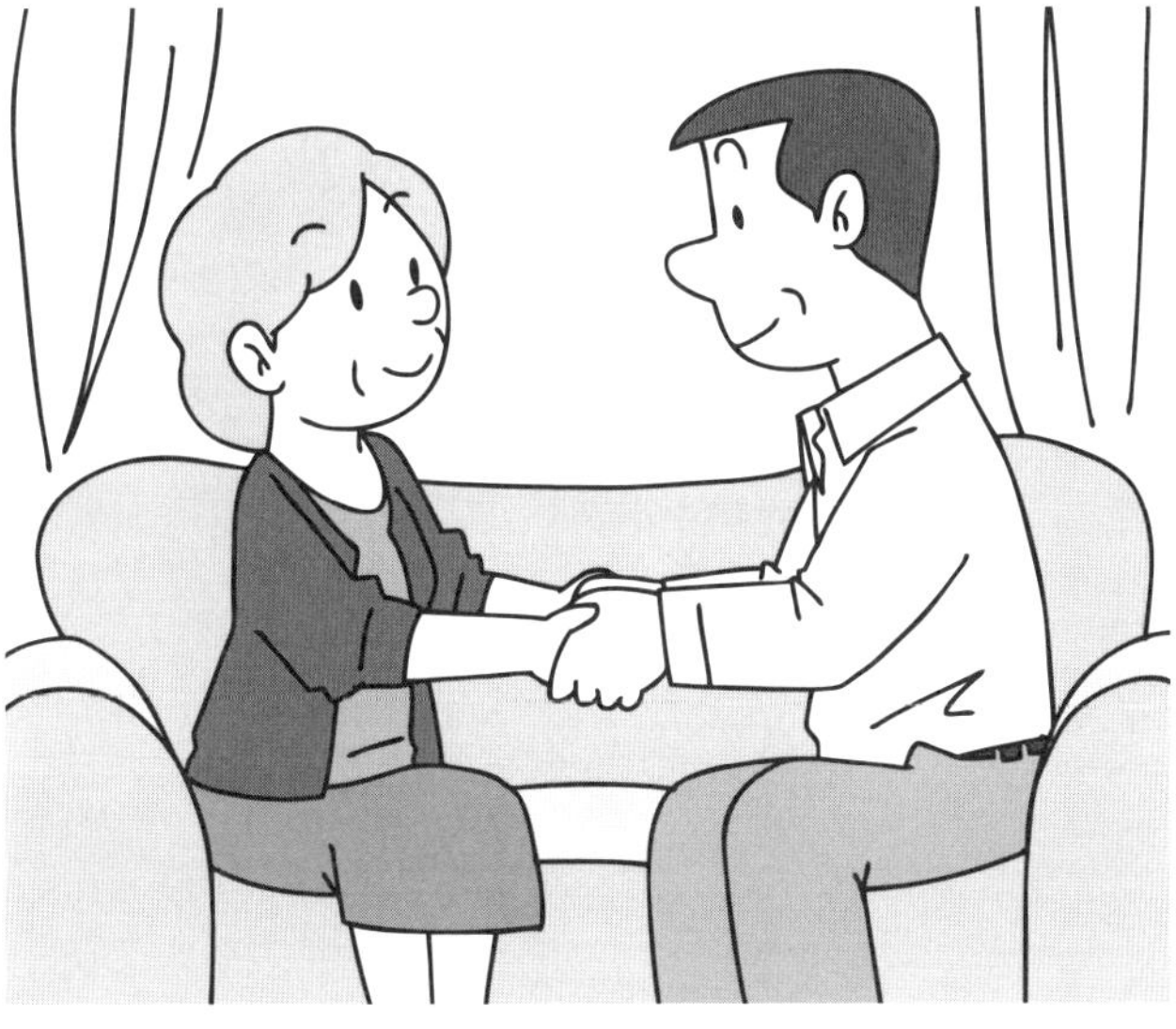

column

C型肝炎の患者さんはどのような経過をたどってる？

比較的若いころにＣ型肝炎治療を受けた人は、インターフェロン療法で治ってしまい、今も治療を必要としている人は高齢の人が多いとみられています。また、高齢の患者さんが増えたことで、欧米に比べ肝がんの人が多い、ともいわれています。

国内有数のＣ型肝炎治療施設である、虎の門病院を受診したＣ型肝炎の患者さんの「その後の経過」は以下の通りです。

虎の門病院を受診したC型肝炎患者さんの「その後の経過」

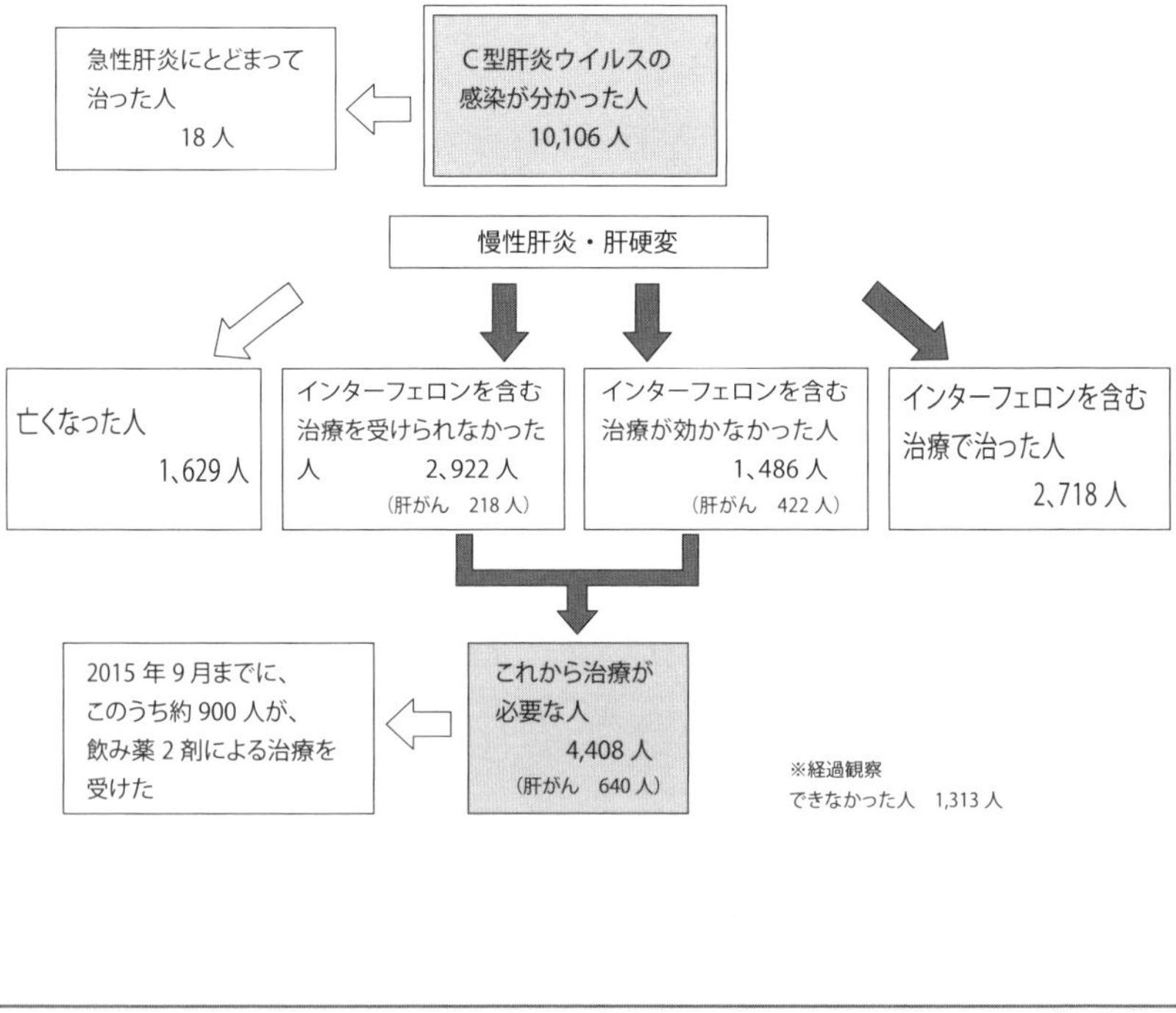

第5章

なぜ、C型肝炎治療が必要なのか

C型肝炎ウイルスを消して肝硬変、肝がんを防ぐ

C型肝炎は60～70％の人が慢性化

この本を手にとられた人は、すでにC型肝炎の治療を受けられているか、C型肝炎に不安をおもちの人、あるいは、そのご家族が多いことでしょう。

そもそも、C型肝炎の治療はなぜ、必要なのでしょうか。

それは、C型肝炎にかかると、将来、肝硬変や肝がんに進みやすく、そのために日常生活に支障をきたすのはもちろん、より高度な治療が必要になり、さらには命にかかわる危険性も高まるからです。

C型肝炎は、経路はさまざまですが、血液を介してC型肝炎ウイルスに感染してかかる病気です。

ウイルスに感染したとしても、そのうち30～40％の人は、急性肝炎にとどまって自然治癒します。すなわち、特に何もしなくても、体に備わった免疫力でウイルスを消すことができるのです（左ページの図）。

しかし、60～70％の人は慢性化してしまいます。慢性肝炎に移行した人のうち、1年に約2％の人が肝硬変に進み、さらにそのうち1年に5～7％の人が肝がんに進むと考えられています。

肝硬変に進むと、年間5～7%の人が肝がんを発症

C型肝炎の自然経過

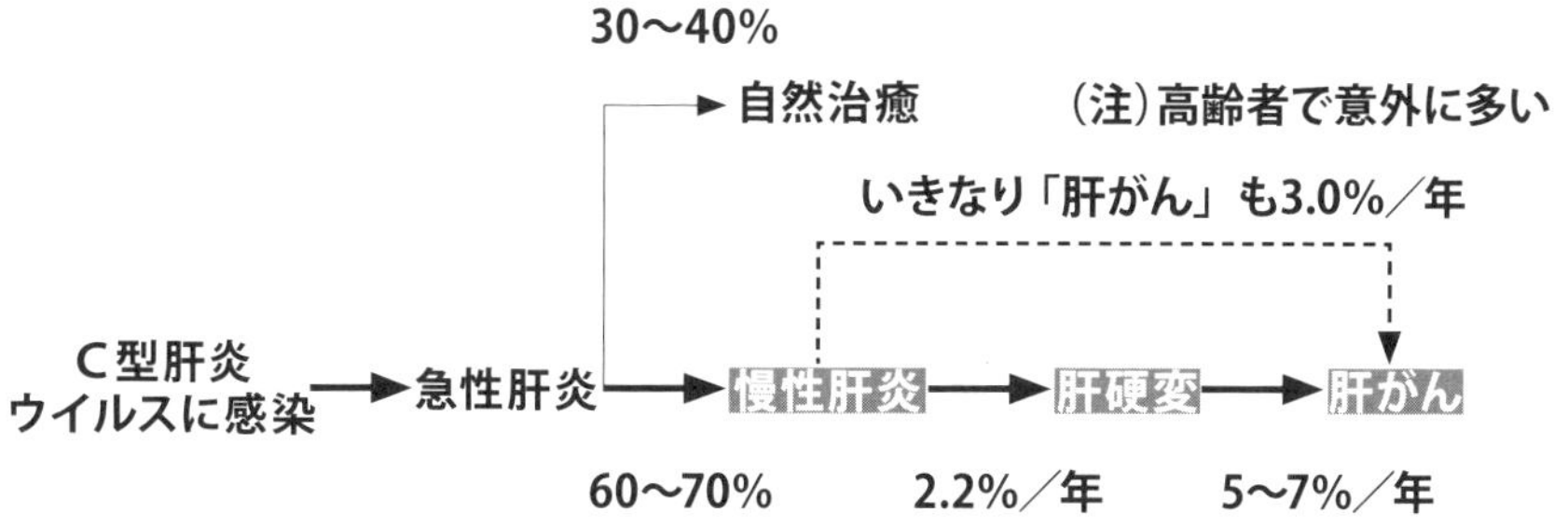

肝がんは闘病期間が長くなりがち

肝がんで亡くなる人は、1年間に約3万人います（『平成26年人口動態統計（確定数）の概況』厚生労働省）。これは肺がん、大腸がん、胃がん、膵《すい》がんに次ぐ多さですが（同）、現在、がんにかかっている患者さんの数で比べると、もっと上位にあると考えられています。なぜならば、肝がんでは闘病期間が長くなりがちだからです。

ほかのがんに比べて、肝がんにはさまざまな治療法があり、治療効果も優れています。であれば、治る可能性も高く、患者数もそれほど多くないのではないかと思われがちです。しかし現実には、肝がんは「再発が多いがん」であり、これが闘病期間を長くしている一因と考えられます。

肝がんの原因の80％はC型肝炎

このように、がんのなかでも多くの割合を占める肝がんですが、その原因の80％はC型肝炎とみられています(国立国際医療研究センター「肝炎情報センター」ホームページ)。C型肝炎ウイルスに感染している人は、全国に約150万～200万人いるともいわれていますが(同)、そのうち医療機関で治療を受けている人は約16万人にすぎません(厚生労働省『平成23年患者調査』)。

C型肝炎ウイルスの感染が長く続くと、肝がんができやすくなることが分かっています。そのような患者さんに対して、ウイルスを消す治療が不十分なまま、がん治療を行っても、がんが再発しやすく、肝がんで闘病する患者さんを増やしてしまうことになる、とも考えられます。

半分切り取っても再生し、痛みも感じない「沈黙の臓器」

C型肝炎ウイルスに感染していながら、なぜ、これほど多くの人がウイルスを消すための治療を受けていないのでしょうか。その大きな要因は、肝臓は、その機能の大半を失ったとしても、ほとんど自覚症状があらわれない「沈黙の臓器」だからです。

驚くべきことに、肝臓はたとえ7分の6が機能を失ったとしても、残りの7分の1でカバーしてしまいます。また、半分を切り取ったとしても、4カ月もすると元の大きさに再生して、以前と同じ働きをします。このように、肝臓とは私たちの想像を絶するほどに、タフな臓器なのです。

しかも、肝臓には痛みなどを伝える神経がないために、破壊が進んでも、なかなか自覚症状はあらわれないのです。

日常生活に支障、で受診では遅すぎる場合も

C型肝炎ウイルスに感染すると、疲れやすい、だるい、食欲が出ないといった症状が出る場合もあります。しかし、これらはありふれた症状であり、症状をきっかけに受診する人はほとんどいません。

実際のところ、日常生活に支障をきたすようになって、初めて受診する、という人が少なくないのが現状です。しかし、この段階ではすでに、タフな肝臓でもカバーしきれないほど破壊が進んでしまっている状態であり、すでに命の危険に直面している、というケースも珍しくありません。

このようなことのないように、早めにウイルス感染を見つけ、慢性肝炎から肝硬変、さらには肝がんに進むことを食い止めるための、C型肝炎ウイルスを消す治療を受けることが重要なのです。

今では、輸血や予防接種などでC型肝炎ウイルスに感染しないための対策が行き届いており、こうした経路による感染のおそれはほとんどありません。ただ、そうした対策が普及する以前にこのような経路で感染した人たちが、今、高齢者となっています。

かつて、インターフェロンによる治療が主流だった時代には、その強い副作用のために、治療を受けたくても受けられない高齢者の方が数多くいらっしゃいました。しかし、このたびの新薬の登場により、飲み薬を毎日、3カ月飲むだけという、高齢者の方でも無理なく受けられる治療で、C型肝炎ウイルスを消すことができるようになったのです。

肝がんを予防するためにも、C型肝炎を早期に見つけ、積極的に適切な治療を受けることが大切です。

健康をささえる肝臓の3つの働き

食べ物を、体が使いやすい物質に変える（代謝）

肝臓には、大きく3つの働きがあります。1つめは食事でとり入れた食べ物を体にとって使いやすい物質に変える代謝、2つめは有害なものを分解する解毒、そして3つめは胆汁《たんじゅう》（胆汁酸）をつくることです。

食べ物は胃で消化された後、小腸に送られ、三大栄養素のうち、糖質はブドウ糖、たんぱく質はアミノ酸、脂質は脂肪酸にそれぞれ分解、吸収され、門脈を通って、肝臓に運び込まれます。

肝臓ではこれらをエネルギーとして使ったり、貯蔵用に形を変えて蓄えたりするための化学的な処理が行われます。例えば、ブドウ糖はグリコーゲンとして蓄えられ、必要なときに再びブドウ糖に変える、というのがその一例です。

アミノ酸として運び込まれたたんぱく質は、肝臓で体に必要なたんぱく質につくり変えられます。アルブミン、コリンエステラーゼ、プロトロンビン・フィブリノーゲン（血液凝固因子）など、血液中のたんぱく質の多くは肝臓でつくられているのです。

このため、血液中のこれらのたんぱく質の量を測ることで、肝機能の状態がよく分かり

肝臓の3つの働き

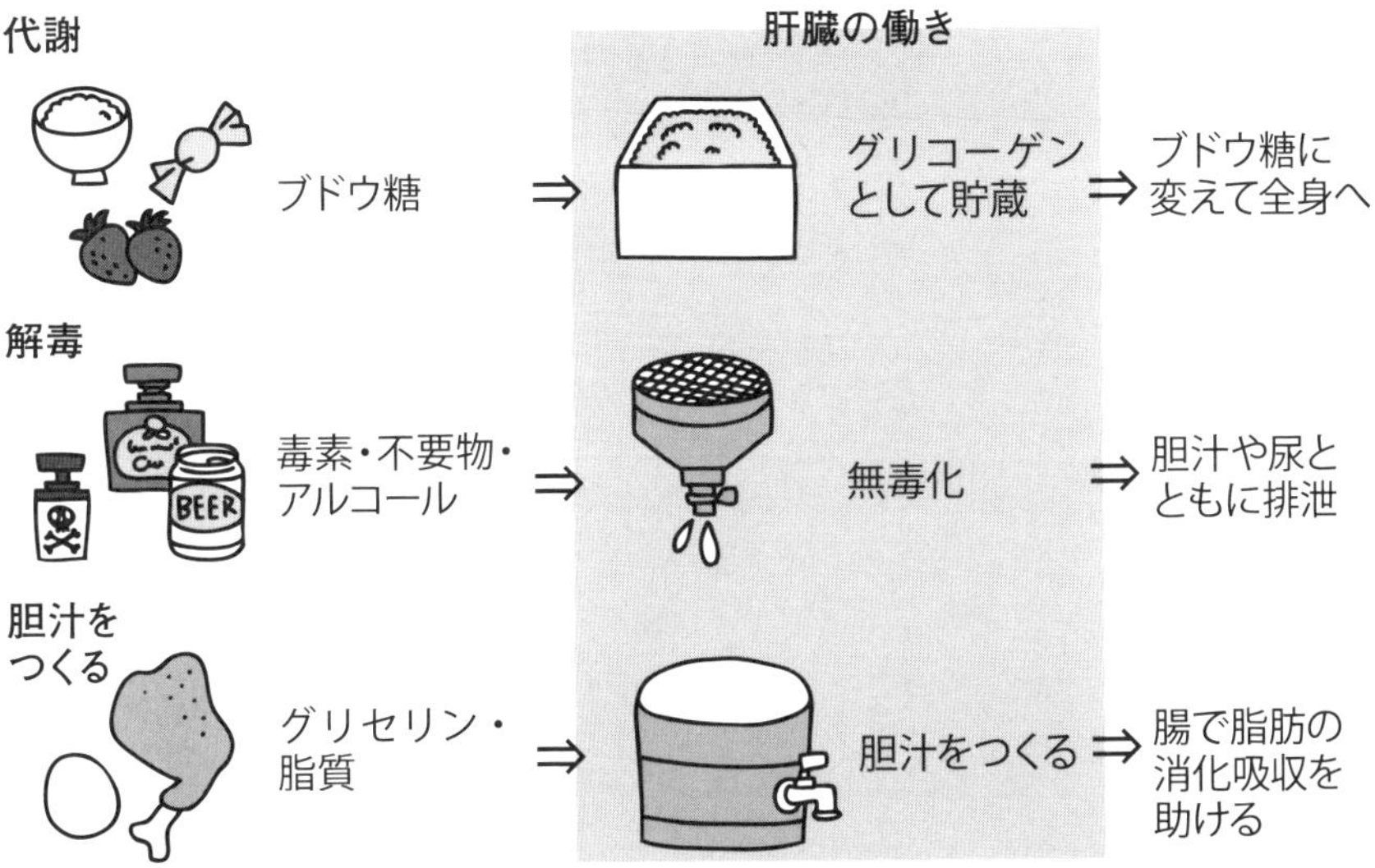

ます。肝機能が低下すると十分につくられなくなり、数値が低下してきます。特にアルブミンは肝臓でしかつくられず、血液中のたんぱく質の約3分の2を占めるため、その数値は肝機能を知るための重要な手がかりとなります。

アルコールなど「有害物質」を解毒する

肝臓は体にとって有害なものや、腸管で発生した老廃物などを、さまざまな化学反応によって、無害な物質や水に溶けやすい物質に変えて、尿や胆汁の中へ排泄できるようにしています。

この肝臓が処理する「有害物質」の代表がアルコールです。ここでもさまざまな化学反応を経て、最終的には炭酸ガスと水となって、吐息や尿中に排泄されます。一度の処理では解毒しきれなかった場合には、有害物質を含んだまま再び血液中に送り出され、心臓から全身をめぐってから肝臓に戻って再び処理、といったケースもあります。

お酒を飲みすぎれば、このような働きで肝臓に過度な負担がかかり、肝機能低下につながることは明らかです。

ただし、「肝臓＝お酒」のイメージが強すぎるため、お酒をよく飲む人の肝機能障害は、お酒の飲みすぎによるものと決めつけられ、C型肝炎ウイルスをはじめとする、ウイルス感染が見逃されがちであることを忘れないでください。

肝炎ウイルスの検査を受けたことがない人の肝機能が低下してきたら、まず肝炎ウイルス感染の有無を調べることが大切です。

もう一つ、肝臓には、体にとって不要なものから胆汁《たんじゅう》（主成分は胆汁酸）をつくって、排泄させる働きもあります。

胆汁は、腸管での脂肪の消化・吸収に欠かせない消化液です。このため、肝機能が低下して胆汁が十分につくられなくなると、脂肪の消化・吸収が妨げられます。「脂っこいものが食べられなくなった」という場合、肝機能の低下が疑われるのはこのためです。

脂っこいものが
食べられなくなったときは…

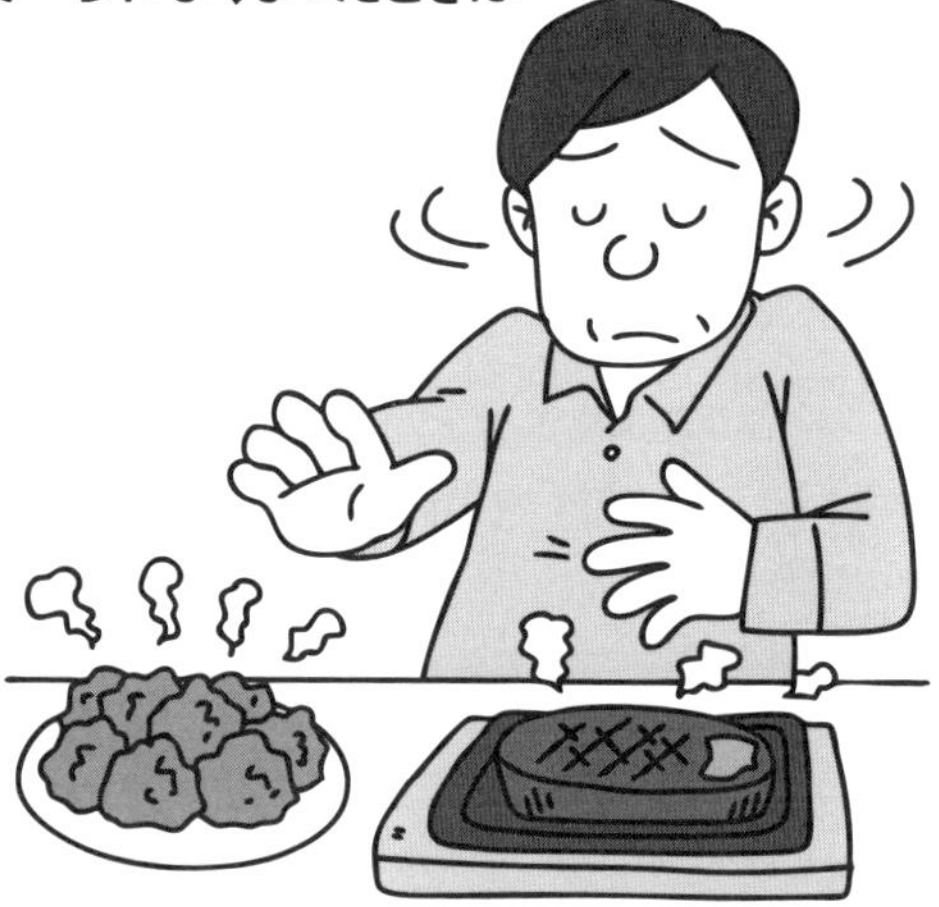

ウイルス感染で、肝臓が〝戦場〟に

ウイルスを攻撃、同時に肝細胞も破壊

肝臓にC型肝炎ウイルスをはじめとするウイルスが感染すると、肝臓を〝戦場〟にして、人体とウイルスとの攻防が始まります。感染したウイルスがそのままじっとしていることはなく、肝細胞のなかで増殖し、数を増やそうとします。

これに対して、人体には生まれつき、ウイルスなどの外敵から身を守る力である免疫力が備わっています。つまり、人体にあるさまざまな免疫細胞が協力しあって、外敵から人体を守るのです。その力を発揮する方法にはいくつかの種類があります。

その一例が、武器を作って攻撃する方法です。外敵が体内に侵入した際に、免疫のしくみを使って人体が作る武器を「抗体」といいます。C型肝炎ウイルス（HCV）を攻撃するための抗体は「HCV抗体」と呼ばれます。C型肝炎ウイルスに感染しているかどうかの検査は、このHCV抗体の有無を調べることから始まります。

免疫力を発揮する方法としてはこのほかに、ウイルスに結合して動きを封じ込めたり、食べて、消化・排泄したりといった方法もあります。

このように、免疫がウイルスなどの外敵だけを攻撃しているのであれば、免疫により、私たちの体は守られることになります。しかし、免疫細胞はウイルスだけでなく、ウイルスが潜む自らの細胞（肝細胞）を攻撃して炎症反応（肝炎）を引き起こし、細胞そのものを破壊してしまいます。これが、C型肝炎ウイルスによる肝炎、そして肝細胞破壊が起こるしくみです。つまり、ウイルスそのものが炎症を起こしたり、肝細胞を破壊したりするわけではなく、免疫細胞が原因というわけです。

破壊と修復を繰り返し線維化が進む

C型以外の肝炎ウイルスに対しては、こうした免疫のしくみが有効に働き、特にA型では1回の攻防で人体側が勝利することが多く、しかも二度と感染しないしくみもできます。これに対して、C型肝炎ウイルスは免疫のしくみをくぐり抜けやすく、その分、感染が長期化して肝細胞の破壊が進みやすいことが知られています。

破壊された細胞は、肝臓自身の再生機能によって修復されますが、このとき、肝細胞と肝細胞のすきまに線維ができてしまいます。攻撃・破壊、修復が繰り返されるほど、線維が増え、これを「肝臓の線維化が進む」といい、徐々に肝臓が硬くなっていきます。文字通り、これが肝硬変です。

これを防いで、早めに治療を受けるには、職場や地域の検診、人間ドックや保健所などを利用して、少しでも早く感染を見つけることが大切です。

肝炎が起こるしくみ

私たちの体には生まれつき、ウイルスなどの異物や外敵から身を守る力が備わっている。この働きを「免疫」という。C型肝炎ウイルスも異物なので、侵入をキャッチすれば、免疫細胞が働き始める。その際、免疫細胞はウイルスだけを攻撃するのではなく、ウイルスが潜む自らの細胞（肝細胞）を攻撃して炎症反応を引き起こし、細胞そのものを破壊してしまう。肝炎は、そのようなウイルス排除のための免疫の働きによって起こる。

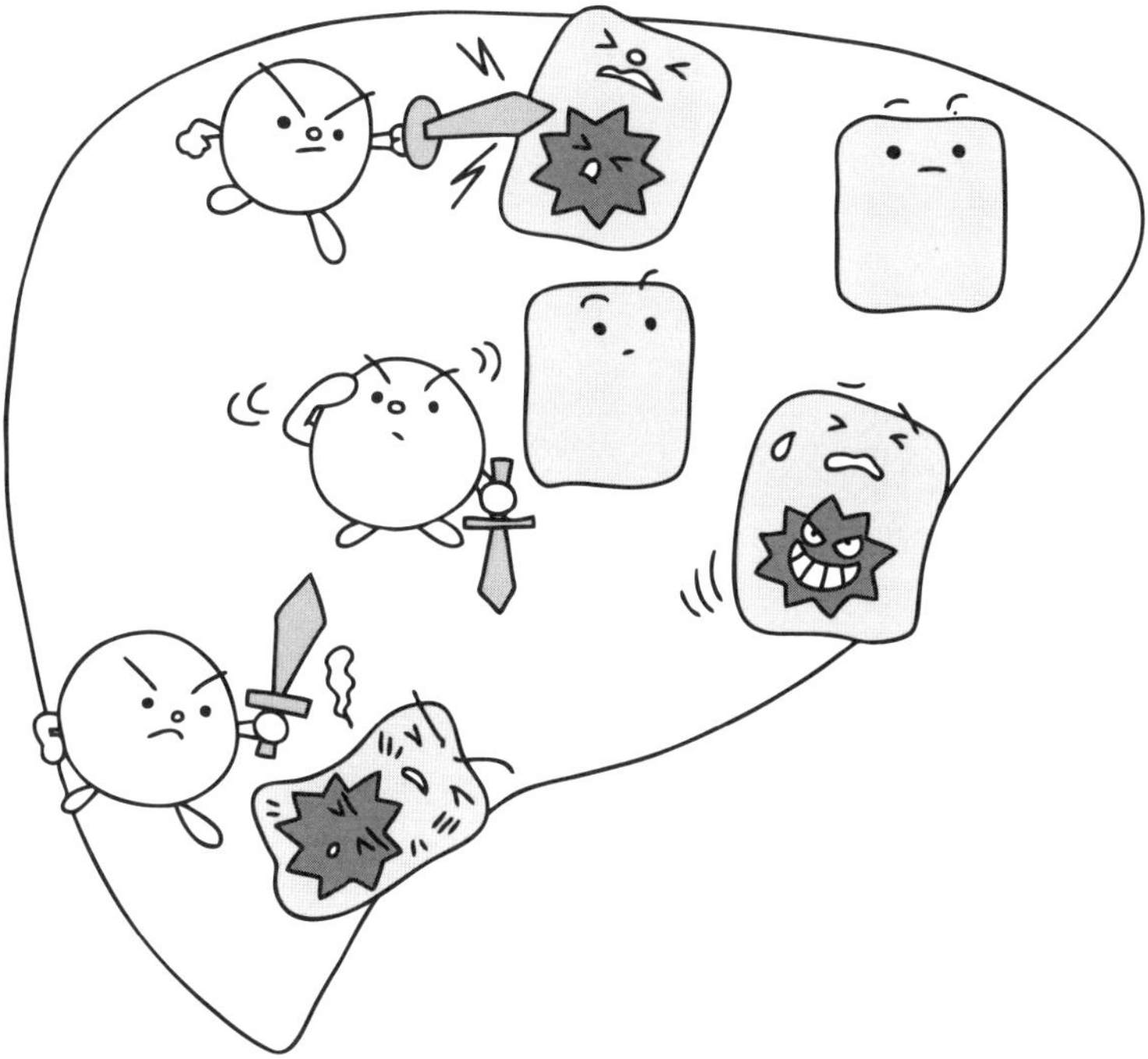

抗体陽性＝「今も感染している」とは限らない

今も感染している人は抗体数が多め

虎の門病院をはじめとする大きな病院では、保健所や検診、街のクリニックでC型肝炎の検査を受けた患者さんが、「HCV抗体陽性」（89ページ参照）となって、紹介状をもって来院するケースがほとんどです。

HCV抗体とはC型肝炎ウイルスの抗体のことであり、その有無を調べる血液検査で、抗体が見つかった場合に「HCV抗体陽性」となり、C型肝炎ウイルスに感染していた期間がある、と判断されます。

このなかには「今もウイルスに感染している」人だけでなく、「過去にウイルスに感染していた」人も含まれます。過去に感染していた人の抗体の数は少なめであり、今も感染している人や最近まで感染していた人では多めになります。なお、検査の結果、「HCV抗体陰性」なら、C型肝炎に関しては特に問題はないと考えてよいでしょう。

抗体はあってもウイルスはいない人も

したがって、抗体を調べる検査だけでは、今現在、ウイルスに感染しているかどうかは不明です。抗体をもっていても、ウイルスは

抗体が陽性でも、今もウイルスに感染している人と、抗体だけが残っている人がいる

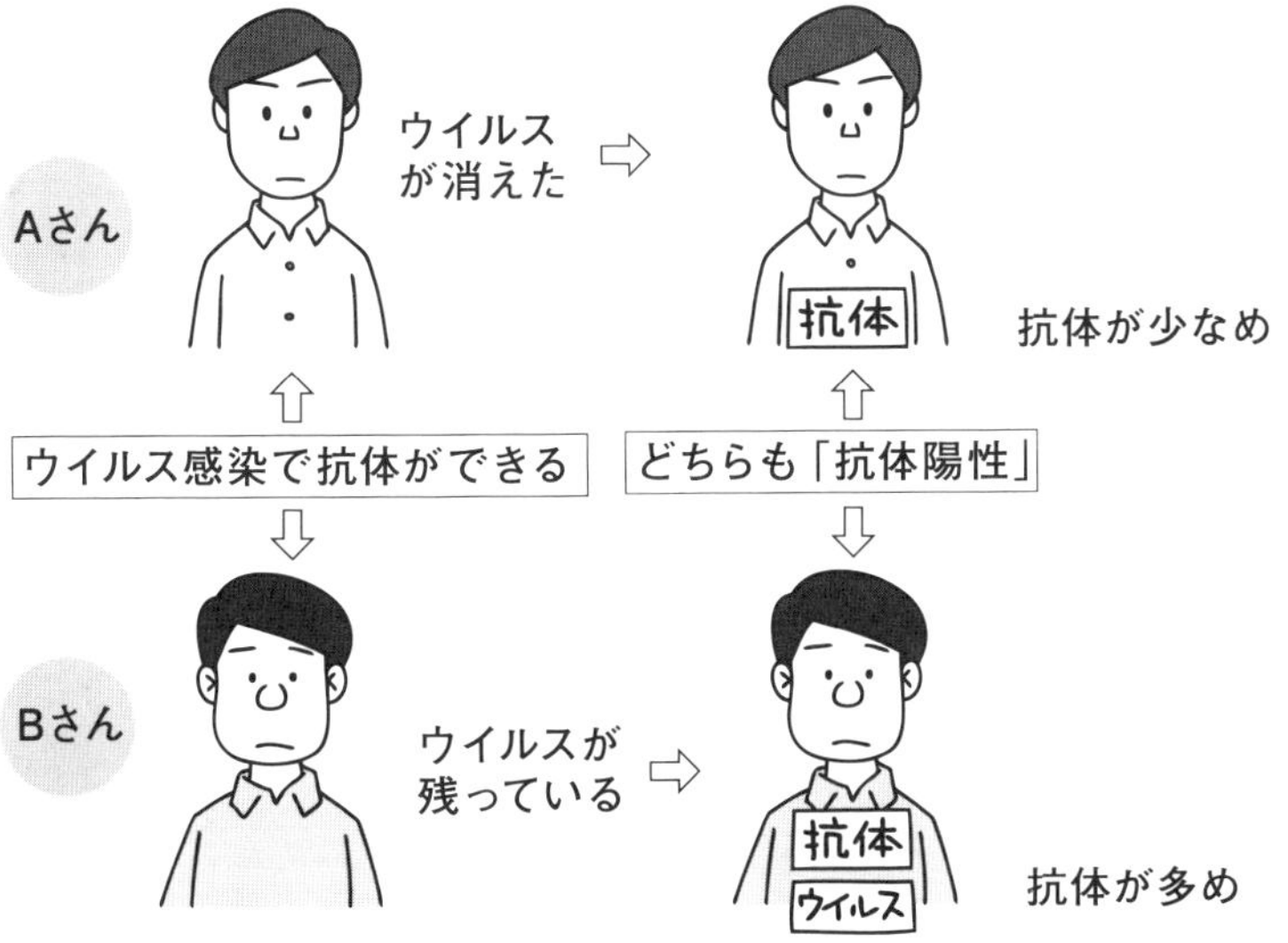

もっていないという人はかなりいます。C型肝炎ウイルスに感染しても、3分の1の人は感染が持続せず、ウイルスが消えてしまいます。この場合でも、感染していたときにできた抗体が残っていることがあるのです。

いったんできた抗体は、減少はしても消えることはない、と考えられています。抗体が体内に残っていること自体は特に問題ありません。人間ドックで毎年のように「HCV抗体陽性」となる人もいますが、今現在、ウイルスに感染していなければ心配いりません。

治療を受けてウイルスが消えた人でも、抗体は残るため、「治ったはずなのに、（抗体）検査でひっかかった」というケースも出てきます。抗体検査ならあり得ることです。抗体の有無なのか、ウイルスそのものの有無なのか、何を調べる検査なのかをよく知っておく必要があります。

初診から治療までの流れ①
初診（1回目の通院）

採血後、画像診断などを予約

「HCV抗体陽性」となって病院を訪れた1日目は、抗体ではなく、ウイルスそのものが血液中にいるのかどうか、などを調べるために採血し、肝機能障害の進み具合を調べるためのエコー（超音波）検査や内視鏡検査などの予約をします。

虎の門病院ではさらに、C型肝炎にかかっていることがはっきりした場合に備えて、C型肝炎の一般的な進み方を説明し、肝硬変や肝がんに進む前にきちんと治療し、条件が合えばウイルスを消す治療を受けましょう、と説明しています。

採血して検査する主な項目を以下に示します。それぞれの検査では、8項目

①今現在のウイルスの有無など
②肝機能障害の進み具合
③～⑥肝硬変の有無や進み具合
⑦～⑧肝がんの有無

を調べます。

●C型肝炎治療での血液検査の主な項目

①RNA検査

C型肝炎ウイルスの遺伝子（RNA）であるHCV‐RNAが存在しているかどうか、

存在が確認されれば、その型や量を調べる検査です。

HCV抗体陽性で、かつHCV-RNAも陽性となり、ウイルスの存在が確認された人は、症状や病気の進行にかかわらず、「C型肝炎のキャリア」と呼ばれます。このなかには、特に自覚症状がない人や、肝機能障害が進んでいない人も含まれています。なぜならば、この検査は単に、ウイルスがいるか、いないかだけを調べる検査だからです。

HCV抗体陽性でも、HCV-RNAが陰性なら、特に発症しなかった人や治療で治ってしまった人など、過去に感染していた人、ということで特に治療は必要ありません。

ウイルスが存在した場合、ウイルスの遺伝子型を調べます。遺伝子型は日本人の場合、70%を1b型が占め、残りが2a型と2b型(合わせて2型という)とされています。これらの遺伝子型によって、治療薬が異なるため、ウイルスの遺伝子型を調べることが重要となります。

一方、かつてはウイルス量の検査も重要な意味がありました。ウイルス量が多いか少ないか(高ウイルス量か低ウイルス量か)によって、治療方針が異なってくることがあったからです。これは、かつて治療の主流であったインターフェロンという注射薬の使い方が、ウイルス量によって左右されていたことが大きな原因です。

インターフェロンを使わない治療が中心になった現在では、ウイルス量と治療方針とはあまり関係がなくなりました。ただし、どれくらいウイルス量が減ったのかを確認することは、薬がどれだけ効いているのかの目安になるため、飲み薬の治療であってもウイルス量の検査は大切です。

②ALT（GPT）・AST（GOT）

ALTやASTは肝細胞のなかにある酵素であり、ともにアミノ酸の合成を促す働きをしています。C型肝炎ウイルスによる免疫反応で肝細胞に炎症が起こり、細胞が破壊されると、ALTやASTが血液中に出てくるのです。

すなわちALTやASTの数値は、肝細胞での炎症や細胞破壊の程度をあらわしており、この数値が高いほど炎症や破壊の程度が強い、と判断されます。

このうちALTは、肝臓以外には微量しか存在しません。このため、C型肝炎の進み具合を判定するには、ALTがよく使われます。

※次の③～⑥は肝硬変の進み具合を調べる検査であり、④～⑥はチャイルド・ピュー・スコア（25ページ）に必要な検査値です。

③血小板

血小板は血液を構成する成分で、主に血液を固める働きをしています（血液凝固作用）。ただし、C型肝炎の検査では、肝臓の線維化の進み方、硬さを調べるために、線維化に伴う血液成分の破壊の進み方をよく反映する検査値、として使われます。

血小板数が少ないほど、肝臓の線維化が進み、血液破壊が進んでいると判断されます（左ページの表）。肝臓の線維化が進むと、肝臓に血液が流れ込みにくくなって、その分、脾《ひ》臓《ぞう》という別の臓器に流れ込みます。脾臓は古くなった血液成分を処理する働きがあるため、肝臓へ流れるはずだった古くない血液までも処理されてしまい、その結果、血液成分の破壊が進むのです。

インターフェロン療法の時代は、インターフェロンで血小板が減るため、血小板の数自

血小板の数と肝臓の硬さ（線維化の程度）

線維化の程度	血小板の数（血液1㎣あたり）
F0（正常）	18万以上
F1（軽度）	15万～18万
F2（中等度）	13万～15万
F3（重度）	10万～13万
F4（肝硬変）	10万未満

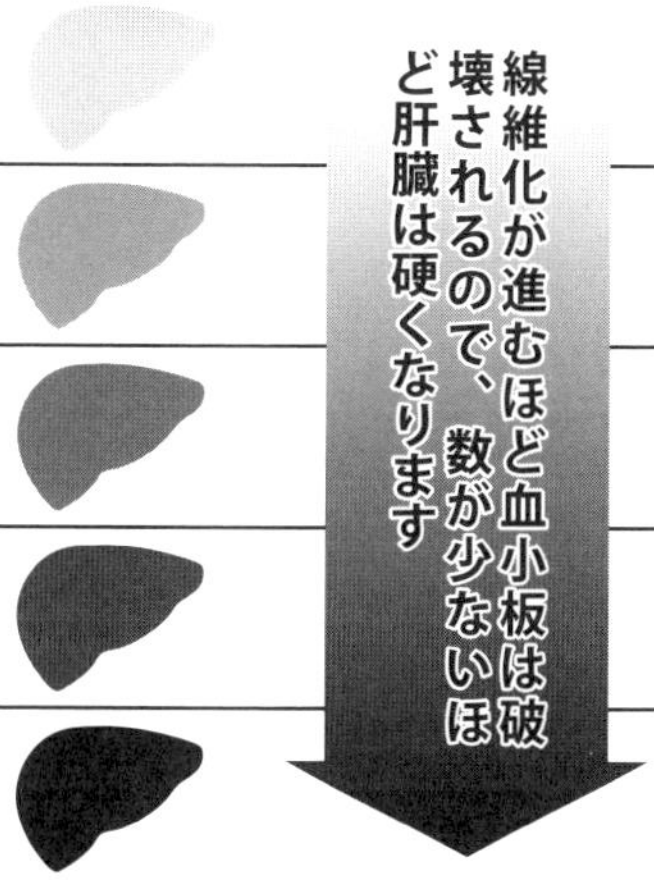
線維化が進むほど血小板は破壊されるので、数が少ないほど肝臓は硬くなります

体が治療法に影響を与えていました。

インターフェロンを使わない飲み薬だけの治療でも、治療による副作用で血小板が減ることはないかどうかを確認します。また、飲み薬だけの治療でも、肝硬変が進んでいると行えないため、肝機能障害や肝硬変の進み具合の確認のためにも使われます。

④アルブミン

肝臓には、食べ物としてとり入れた成分を体が使いやすくつくり変える働き（代謝）があります。このうち、たんぱく質はアミノ酸として肝臓に運び込まれ、肝臓はさらに、体が使いやすいさまざまなたんぱく質につくり変えています。

アルブミンはそのうちの1つですが、肝臓でしかつくられておらず、通常は一定量が維持されています。このため、アルブミン量が少ない場合は、肝機能障害が疑われます。

⑤総ビリルビン

ビリルビンは胆汁《たんじゅう》に含まれる黄色い色素です。古くなった血液のなかの、赤血球に含まれるヘモグロビンが分解されてつくられ、肝臓から胆汁へ排泄されます。ビリルビンには2種類あるため、2つを合わせた量が総ビリルビンです。

肝臓や、胆汁の通り道である胆道に機能低下などのトラブルが起こると、ビリルビンの胆汁への排泄が滞り、肝臓のなかの血液の通り道に逆流して、血液中の総ビリルビン量が増えることになります。

白目や爪、手のひらなどが黄色くなる黄疸《おうだん》は、血中の総ビリルビンが増え過ぎたときの症状の1つです。

⑥プロトロンビン時間（PT）

プロトロンビンは血小板と同じく、血液を固める働きがある血液成分です。肝細胞の線維化が進み、血液成分の破壊が進むと、血小板もこのプロトロンビンも破壊が進んで減少し、血液が固まりにくくなります。

そこで、血液が固まるまでの時間を測定するのがこの検査です。長くかかるほど、高い数値となり、肝細胞の線維化が進んでいることをあらわしています。

※次の⑦〜⑧は肝がんを見つけるための腫瘍マーカーです。

⑦AFP

ＡＦＰは、本来、胎児の肝臓でつくられる物質です。このため、胎児の血液や羊水《ようすい》のなかに多く含まれていますが、健康な成人の血液にはほとんど含まれていません。

これに対し、肝がんにかかった肝細胞には、このＡＦＰをつくり出す働きがあることが分かりました。そこで、血液中のＡＦＰの濃度

C型肝炎治療のための検査

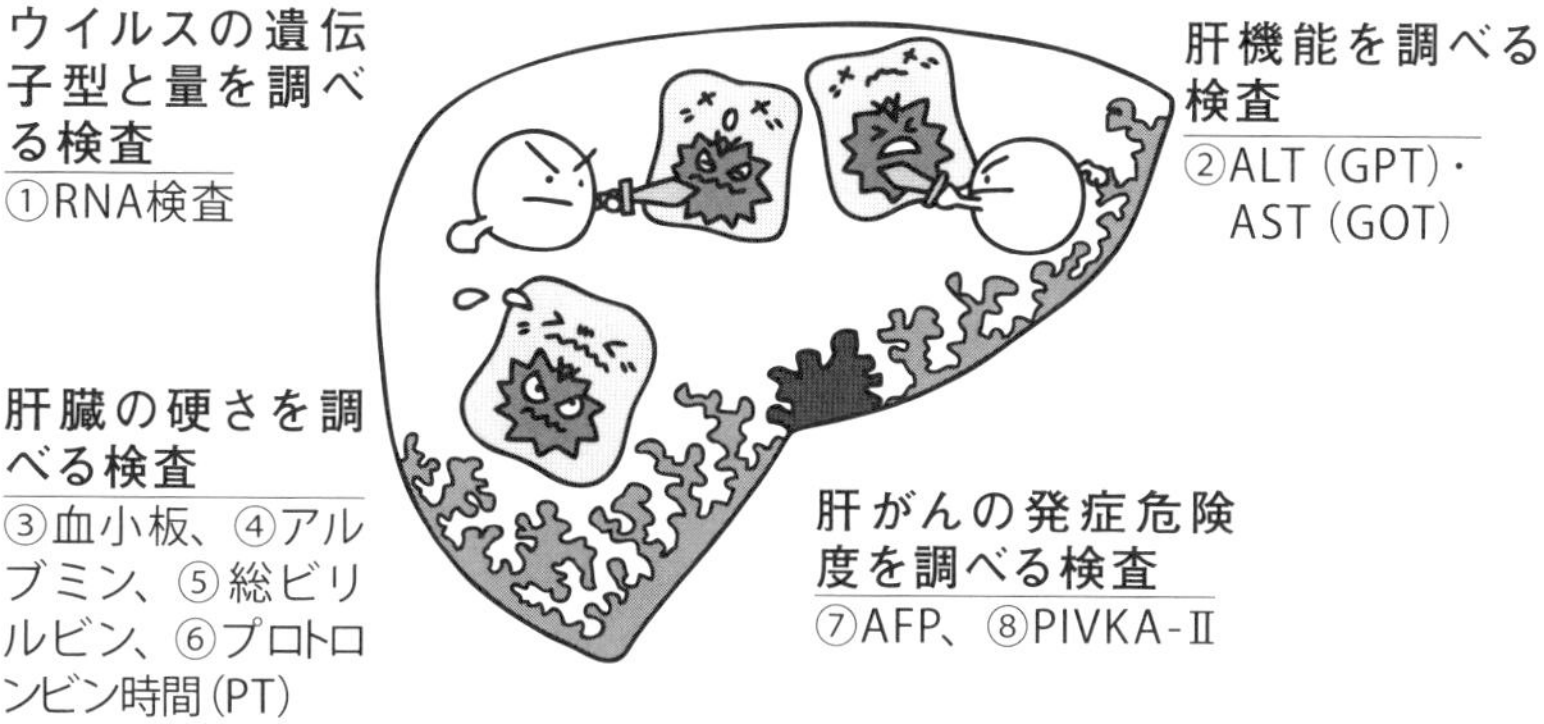

を測ることで、肝がんの発症リスクを調べたり、早期発見に使うようになっています。
ただし、ＡＦＰの数値だけでは不確かな部分もあるため、通常、次のＰＩＶＫＡ－Ⅱ《ピブカツー》もあわせて測って発がんの可能性などを判断しています。

⑧ＰＩＶＫＡ－Ⅱ（ピブカ・ツー）

ＰＩＶＫＡ－Ⅱは、⑥のプロトロンビンが作られる過程でできる物質です。肝臓には、食べ物としてとり入れた成分を体が使いやすくする働き（代謝）があります。肝機能障害によって、そのうちのビタミンの代謝能力が低下し、ビタミンＫが不足してくると血液中にＰＩＶＫＡ－Ⅱが出てくることが分かってきました。

　この性質を利用して、ＰＩＶＫＡ－Ⅱの値の上昇から、肝機能障害を疑い、肝がんの早期発見の目安にしよう、というわけです。

初診から治療までの流れ②
2回目の通院

エコーで「腹水」「肝がん」などをチェック

2回目に通院したときには、初回の血液検査の結果の説明を受け、予約しておいたエコーや内視鏡の検査を受けることになります。

エコーでは肝臓の状態のほか、主に「腹水」「肝がん」の有無をみます。肝臓でしかつくられないたんぱく質であるアルブミンは、血管やリンパ管から水分がもれ出るのを防ぐ働きをしています。このため、肝機能障害が進み、アルブミンが十分につくられなくなると、血管やリンパ管から液体成分がもれ出し、おなか（腹腔）にたまります。これが腹水です。おなかがふくれるほど重症化する前に、エコーで腹水のたまり具合をチェックしていきます。腹水の有無は、肝硬変の進み具合の判定（チャイルド・ピュー・スコア）に欠かせず、進み具合によって、飲み薬だけによる治療が受けられるかどうか違ってくる可能性もあるのです。

肝硬変のサインである食道静脈瘤の有無を調べる

内視鏡検査では、いわゆる胃カメラを使って食道の状態を調べます。血小板の数値が低く、肝硬変がはっきりしているほとんどの場

C型肝炎の主な画像検査

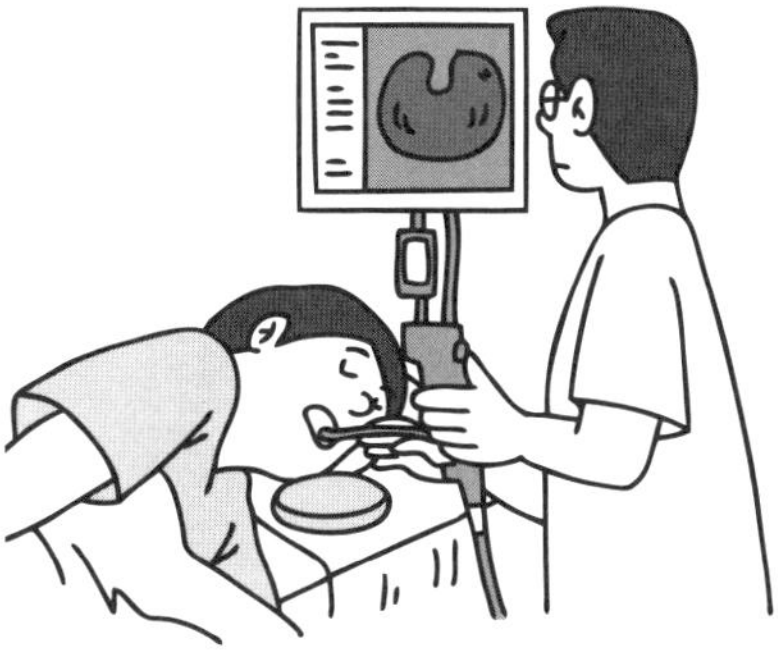

食道静脈瘤などを調べる内視鏡検査

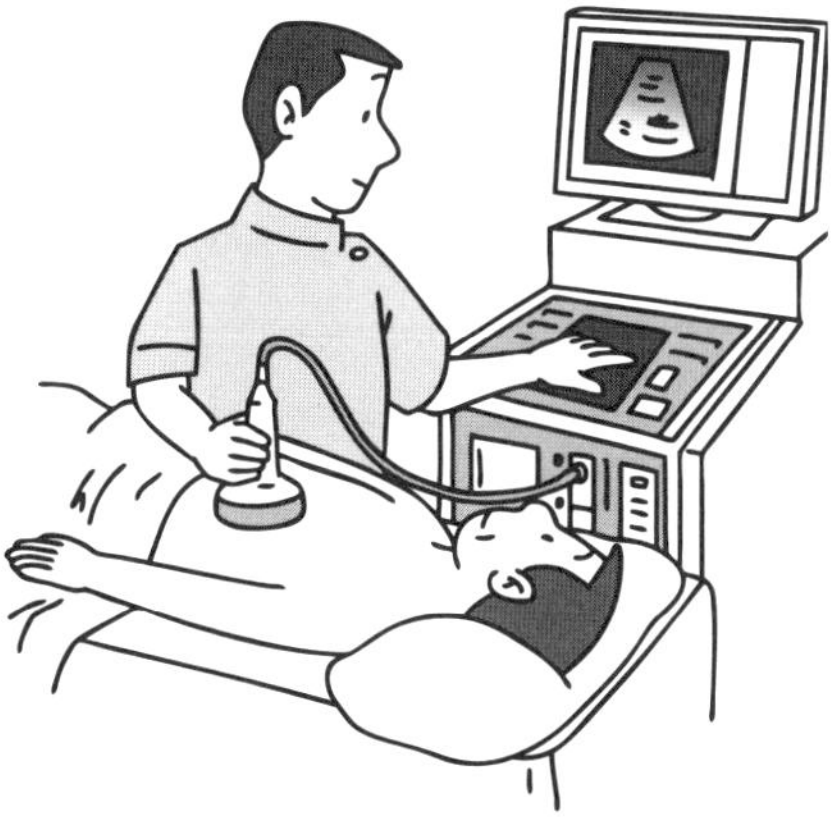

腹水や肝がんの有無などを調べるエコー検査

合、「食道静脈瘤《じょうみゃくりゅう》」を合併する場合があるからです。

　肝硬変で肝臓が硬くなると、肝臓内の血管に圧力が加わり、血液が通りにくくなります。このため、静脈の流れは、肝臓を避けて、いわばバイパスのように、通りやすいほかの静脈を通って心臓に戻ろうとします。

　このバイパスの1つが食道の静脈であり、過剰な血液が流れるようになって瘤《こぶ》がつらなったように膨らんできます。さらに進むと破裂して大出血を招くこともあります。

　この食道静脈瘤があっても、肝機能検査がチャイルドAにおさまっていれば、食道静脈瘤をきちんと治療したうえで、チャイルドA判定としてC型肝炎治療を受けられます。ただし、基本的に食道静脈瘤があれば、多くの場合、チャイルドB以上となって、C型肝炎の治療は難しくなります。

初診から治療までの流れ③ 治療開始

遺伝子型により飲む薬が決まる

血液検査により、C型肝炎ウイルスへの感染がはっきりし、ほかの採血データや、エコー・内視鏡による検査の結果が全部そろえば、治療開始となります。

従来は検査結果により、行われる治療法もさまざまでした。しかしこれからは、ウイルスの遺伝子型が1b型で、チャイルド・ピュー・スコアで肝機能がチャイルドAまでであれば、レジパスビル／ソホスブビル配合剤、あるいはダクラタスビルとアスナプレビルの併用療法。2型なら、ソホスブビルとリバビリン、という具合に、分かりやすく、シンプルに治療法を選ぶことができます。

どちらの遺伝子型であっても、特に目立った副作用がない、というのも非常に大きなメリットです。ただし、2型の場合、リバビリンが加わるため、貧血に注意する必要があります。

日常生活も、特別な制約はなく、これまでと同じ生活が可能です。運動やスポーツを続けてきた人なら、特に激しいものでなければそのまま続けることができます。ただ、肝臓の治療を行うわけですから、お酒はやめましょう。

検査から治療開始までの流れ

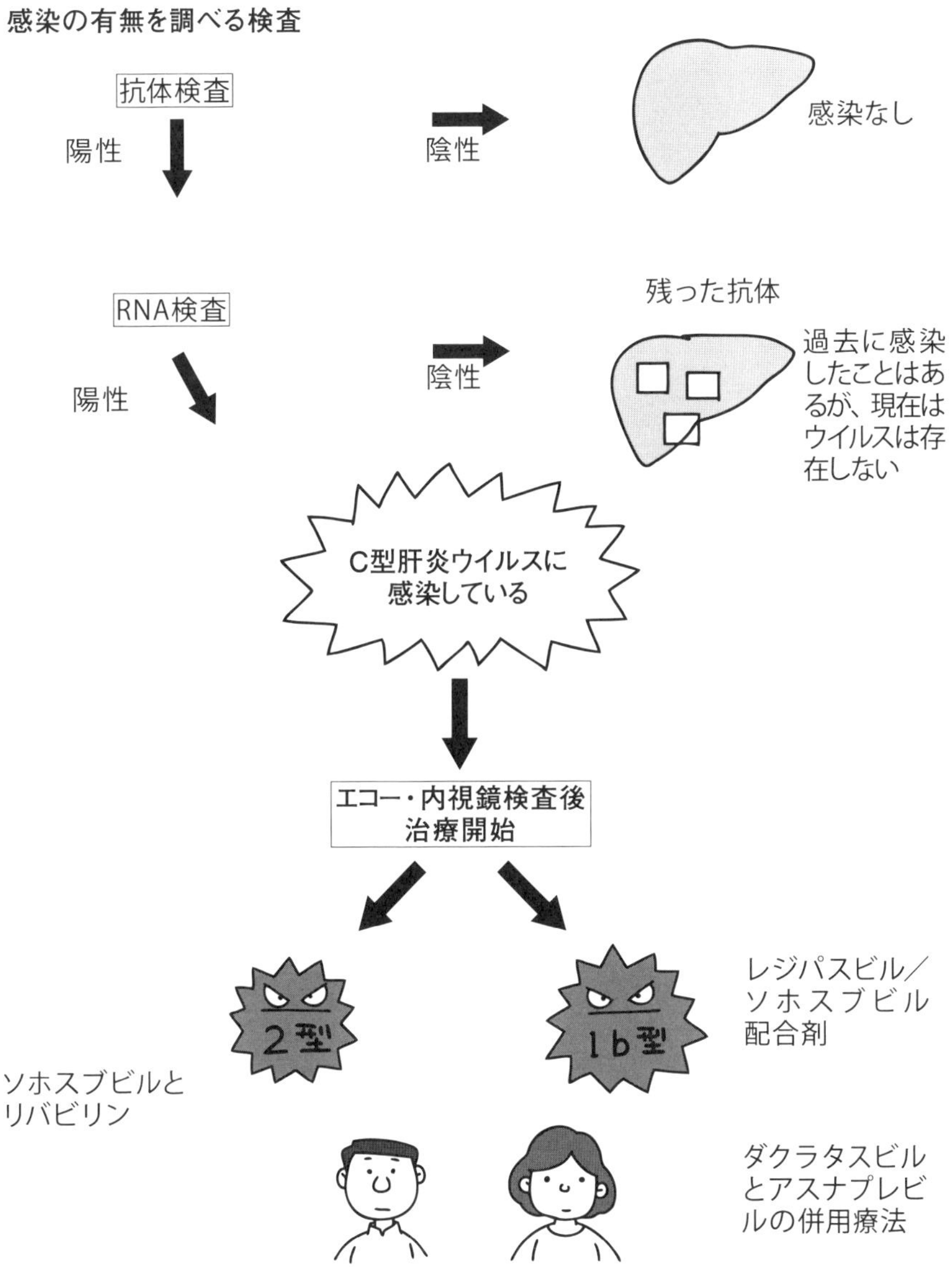

念のため1週間入院。その後1〜2週間に1回は通院を

錠剤などを飲むだけの治療ですから、一般的にはすべて通院での治療が可能です。しかし、虎の門病院では、患者さんの安全を第一に考えて、最初の約1週間は併用薬などの確認のため、入院をすすめています。

退院後は、1〜2週間に1回通院をすすめています。ウイルスが1b型の人も、2型の人もどちらも服用するのは新薬のため、少なくとも2週間に1回は通院し、採血評価することが望ましいです。

特に、通院時の検査結果がよくなかった場合などは、毎週1回は診てもらったほうがよいでしょう。

通院時には、血液検査で、ウイルス(RNA)量のほか、ALT(GTP)、AST(GOT)、総ビリルビン、血小板、ヘモグロビン、クレアチニン(eGFR)などをチェックします。同時に、肝がんの腫瘍マーカーであるAFPなども毎回調べ、肝がんの危険がないかどうかを確認します。

ウイルスが消えた後も定期的に経過観察を

飲み薬による12週間の治療が終了した時点で、ウイルスが消えていることを確認し、さらに12週間後に、ウイルスが消えたままであることが確認できれば、「治った」と判断されます。

その後は、3カ月に1回くらいのペースで通院して、血液検査で肝機能や肝がんの危険度を調べます。ウイルスを消すことで、肝がんの発がんリスクを大きく下げることができますが、それまでの感染によって、発がんリスクをゼロにできるわけではないことは知っ

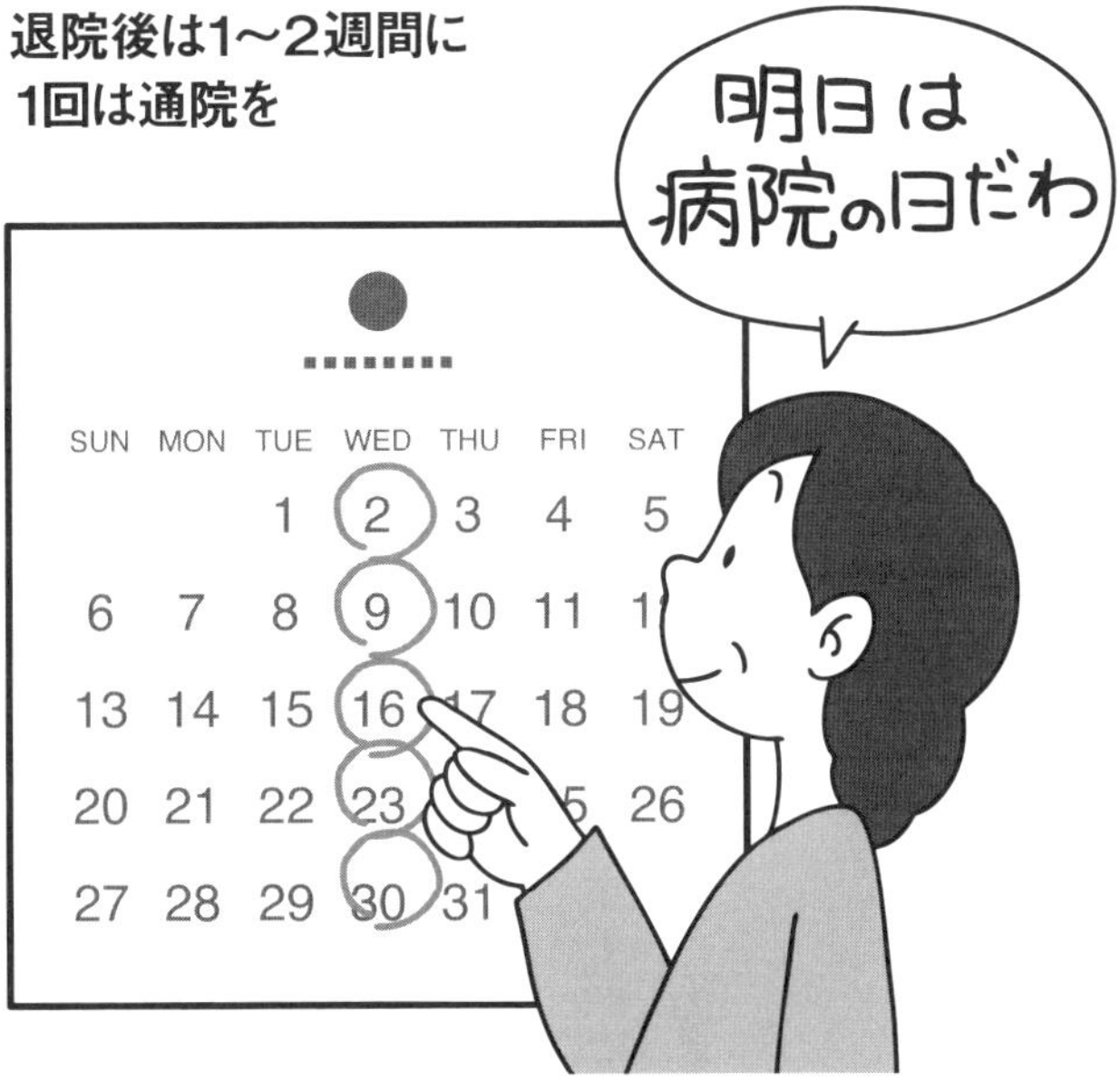
退院後は1～2週間に
1回は通院を
明日は
病院の日だわ
SUN MON TUE WED THU FRI SAT

ておいてください。

C型肝炎治療後も、血液検査による腫瘍マーカーの検査やエコー診断などを定期的に受け、肝がんの予防と早期発見に努めることが大切です。特に、高齢者の方や肝硬変をもった人、つまりもともと肝がんの発症リスクが高い人は、ウイルスが消えた後も引き続き、警戒が必要です。

そして、普段の生活にも気をつけたいところです。「肝炎が治った！　さあ、酒が飲めるぞ」と、治癒のうれしさからつい気が緩んで、肝臓に負担をかける生活に陥ってしまうケースは珍しくありません。

あまり神経質になるのも逆効果ですが、できるだけ、治療期間中と同様の「肝臓にやさしい生活」を続けるようにしてください。

飲み薬による治療を受けられない人のための治療法

肝機能を安定化させ、肝がんを防ぐ肝庇護療法

インターフェロンを使わない、飲み薬だけのC型肝炎治療が普及すると、インターフェロンの強い副作用などにより、これまで治療を受けられなかった多くの患者さんが、治療を受けられるようになります。

ただ、飲み薬だけの治療でも、チャイルド・ピュー・スコアB・Cという、進んだ肝硬変（非代償性肝硬変）の患者さんなどには、C型肝炎ウイルスを消す治療法がないのが現状です。

その場合は、今までどおり肝庇護《かんひご》療法という肝機能を安定化させて肝がんの発症を防ぐための治療が行われます。C型肝炎ウイルスを消すことはできませんが、ウイルス感染による肝臓の炎症を緩和する効果があります。

肝庇護療法で使われる薬剤は主に、注射薬のグリチルリチン酸（製品名・強力ネオミノファーゲンシー®静注）と飲み薬のウルソデオキシコール酸（製品名・ウルソ®錠）です。

どちらも古くから使われている薬剤であり、安全で信頼性の高い治療法です。インターフェロン療法が始まるまで、これが肝炎に対する唯一の治療法でした。

肝庇護療法

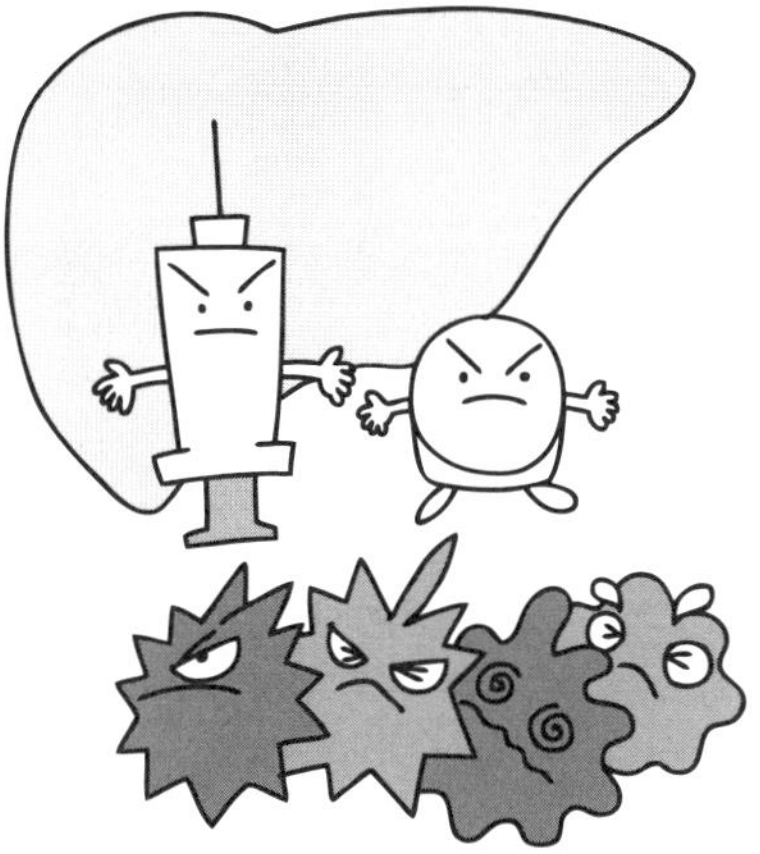

肝機能を安定化させて、肝がんの発症を防ぐ治療法。注射薬のグリチルリチン酸と飲み薬のウルソデオキシコール酸が使われる。

静脈注射で、ALT値などを改善

グリチルリチン酸は、生薬として古くから使われている甘草《かんぞう》から抽出されたグリチルリチンという成分を中心にした薬剤です。静脈注射で使われ、最初は毎日、肝機能障害の検査値であるALT（GPT）の改善が確認できれば、1週間に2～3回注射します。

主に肝臓の細胞膜を強化することで、ウイルス感染による炎症を抑え、肝機能障害の検査値であるALT値を安定化させます。しかも、肝機能障害が進んでいても、この効果が期待できます。ただし、注射を中断してしまうと、検査値が逆戻りしてしまうため、使い続ける必要があります。

グリチルリチン酸により、ALT値などの肝機能に関する検査値を長期にわたって安定させることで、単に肝機能障害の改善、炎症抑制にとどまらず、肝硬変の進展や肝がん発症抑制が確認されています。

一方のウルソデオキシコール酸は、胆汁《たんじゅう》酸の成分の1つを化学的に合成した錠剤(飲み薬)です。胆汁酸は、肝細胞でコレステロールからつくられ、胆汁として蓄えられ、脂肪分などを摂取したときに十二指腸に分泌される物質のことです。ウルソデオキシコール酸は胆汁の分泌を促したり、肝臓の血流を増加させて、肝細胞を守る働きをします。

血を抜く瀉血療法で肝臓の過剰な鉄分を減らす

C型肝炎ウイルスを消すための治療が受けられない場合には、以上の肝庇護《かんひご》療法に加えて、瀉血《しゃけつ》療法という治療も行われることがあります。

瀉血とは「血を抜く」という意味で、文字通り血液を抜くことで、ALT値などの改善を図ります。

C型肝炎になると、肝臓に鉄分がたまりやすくなります。これをそのままにしていると、過剰な鉄分により、肝細胞に活性酸素が大量に発生して、ウイルス感染による炎症を悪化させてしまいます。

これに対して、血液を抜くと、血液が肝臓に運び込む鉄分を減らすことができ、肝臓にたまる鉄分も減って、炎症を抑え、ALT値などが改善する、というしくみです。

2〜4週間に1回、100〜200㎖の血液を抜きます。これを何回か繰り返して、体内の鉄分量と関連が深い検査値を一定水準以下にします。

肝機能を安定化させるための治療法

[肝庇護療法]

●グリチルリチン酸（静脈注射）

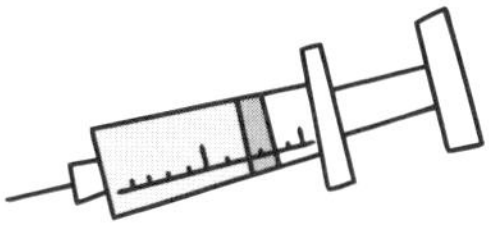

甘草から抽出されたグリチルリチンという成分を中心にした薬剤。使い始めは毎日、ALT（GPT）の改善が確認できたら、週2〜3回注射する。副作用は少ないが、まれに低カリウム血症や高血圧をきたすことがある。

●ウルソデオキシコール酸（錠剤）

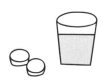

胆汁酸の成分の1つを化学的に合成した飲み薬。副作用は少ないが、下痢、悪心などの消化器症状が起こることがある。

[瀉血療法]

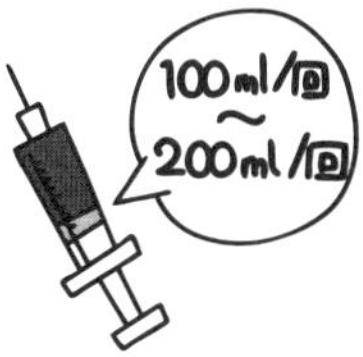

血液を抜くことで、ALT（GPT）値などの改善を図る。2〜4週間に1回通院し、注射器で100〜200mℓの血液を抜く。

患者さんの自己負担額を抑える「医療費助成」

高額な薬剤使用でも1カ月最大2万円まで

C型肝炎治療薬として発売されている新薬の多くは、1錠で約6～8万円と、高価な薬剤です。そのまま患者さんの負担になっては、安心して治療を受けることができません。

このため、国や都道府県では、C型肝炎治療にかかる費用の、患者さんの自己負担額を抑えるための「医療費助成」を行っています。公的助成対象の薬剤であれば、患者さんの自己負担額は1カ月最大2万円までに抑えられるようになっています(左ページの表①)。

医療費助成を受けようという場合、まず地元の保健所や都道府県にその旨を連絡して、その後の手続きの仕方などを確認します。過去に同様の医療費助成を受けたことがあると受けられない、などの場合もあり得るため、助成を受けるための条件を確認してください。

そして、指示された提出書類(左の表②)をそろえて保健所に申請します(左の図)。都道府県が書類を審査したうえで、都道府県が管轄する保健所から患者さんに医療費助成の受給者証が交付されます。患者さんがC型肝炎治療のときに、医療機関にこの受給者証を呈示すれば、1カ月2万円までの自己負担で済むことになります。

表① 医療費の自己負担限度額

階層区分	自己負担限度額（月額）
世帯の市町村民税（所得割）課税年額が235,000円以上の場合	20,000円
世帯の市町村民税（所得割）課税年額が235,000円未満の場合	10,000円

（2015年11月現在）

表② 医療費助成申請に必要な書類

1. 肝炎治療受給者証交付申請書（発行：お住まいの都道府県）
2. 医師の診断書（発行：かかりつけ医など）
3. 患者さんの氏名が記載された被保険者証等の写し（発行：各保険者）
4. 患者さんの属する世帯の全員について記載のある住民票の写し（発行：お住まいの市町村）
5. 市町村民税課税年額を証明する書類（発行：お住まいの市町村）

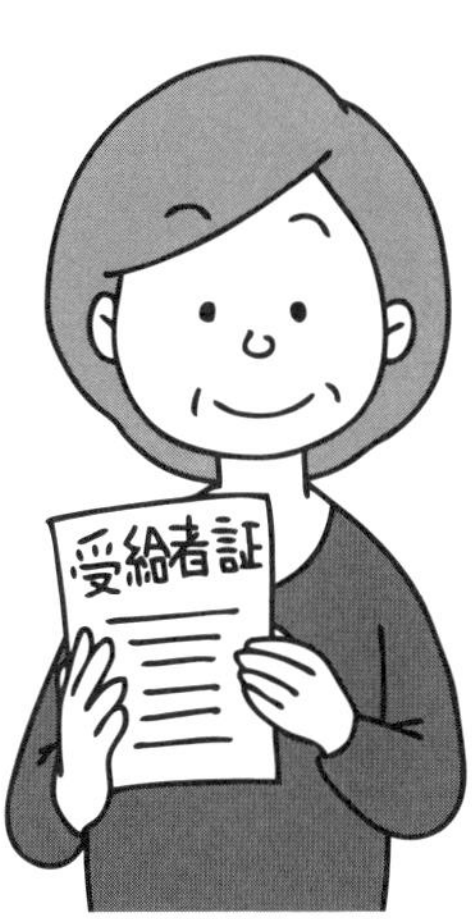

申請から受領までの流れ

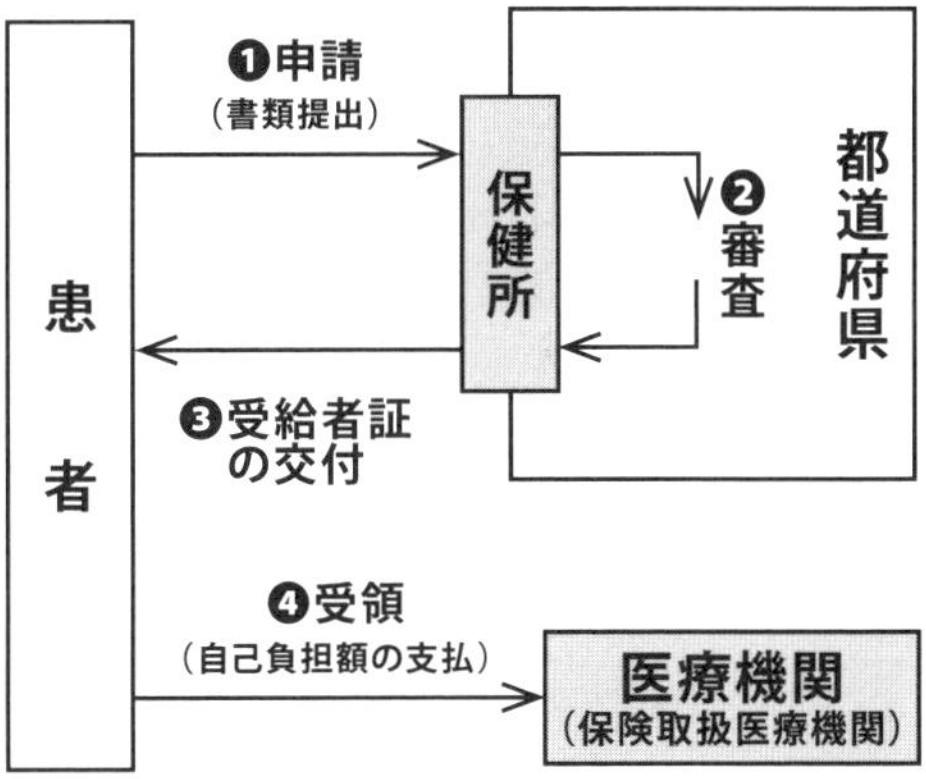

厚生労働省「肝炎総合対策の推進」ホームページより

輸血経験の有無にかかわらず、一度は検査を受ける

肝機能異常を「お酒のせい」だけにしない

肝臓が悪いというと、お酒の飲み過ぎや脂肪肝をイメージする人が多いでしょう。職場の健診などで肝機能異常が分かった場合にも、多くは「お酒を控えましょう」「食べすぎないように」など、暴飲暴食を改めるような指導が中心になっています。

もちろん、こうした生活習慣を見直すことも大切ですが、年齢を問わず、肝機能異常＝C型肝炎ウイルス感染の可能性が十分に考えられるため、一度はC型肝炎ウイルスの有無を調べる検査を受けてください。

C型肝炎ウイルスに感染しているかどうかを調べる検査は、現在、ほとんどの自治体や保健所で、無料で受けることができます。医療機関でも可能です。ただ、職場の健診など、通常の健診項目には含まれていないため、健診を利用する際は、追加でC型肝炎ウイルスの検査が可能かどうかを問い合わせてみるとよいでしょう。

ウイルス感染の検査は、保健所などに問い合わせを

かつては、輸血でC型肝炎に感染したケースが多かったため、「輸血を受けたことはな

検査は保健所などにお問い合わせを

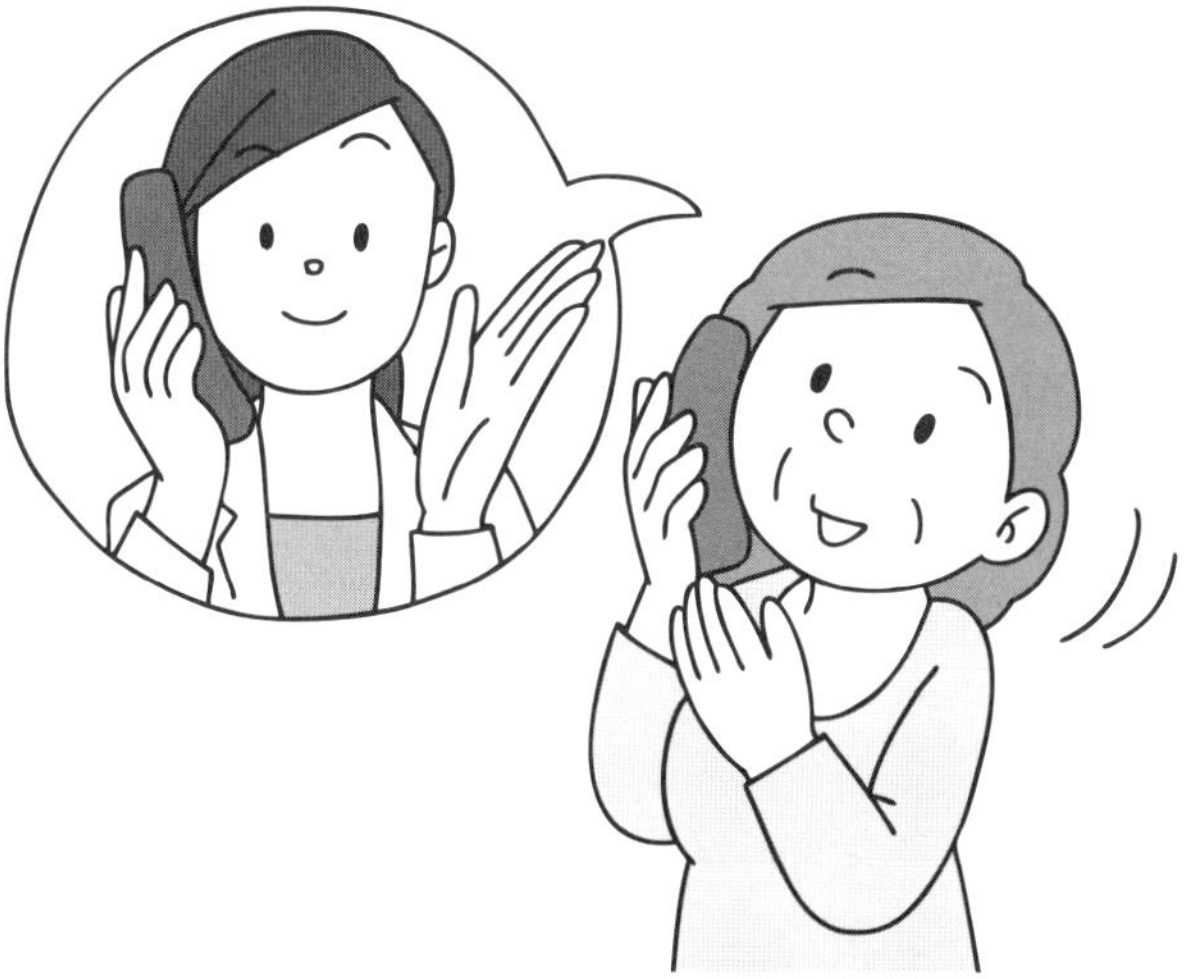

いから関係ない」との思い込みも広まっているようです。

現在では、輸血による感染の危険はほとんどありませんが、感染経路については不明な部分もあり、感染原因が特定できないケースは多くみられます。輸血したこともない、ピアスの穴開けもしていない……という場合でも、感染していることがあるのです。

このため、輸血経験の有無などにかかわらず、どなたでも一度は、C型肝炎ウイルスの有無を調べる検査を受けてみることをおすすめします。

C型肝炎ウイルスの検査を受けるには、お住まいの自治体(市区町村)か、保健所(都道府県)にお問い合わせください。医療機関で受ける場合、ほかの受診で採血したときなどに、「C型肝炎ウイルスの検査もお願いします」と伝えてみましょう。

column

最近の感染源は、入れ墨(タトゥー)やピアスの穴開けなど

C型肝炎ウイルスは血液を介して感染します。その感染源は、かつては血液製剤、輸血、予防接種などでしたが、このようなケースはすでにほとんどなくなっています。輸血で使われる血液の検査体制は、1992年以降、厳格化されています。さらに、1999年以降、日本赤十字社は、さらに厳しい検査法を導入したため安全性はさらに高まっています。

最近は、入れ墨(タトゥー)、覚せい剤の回し打ち、ピアスの穴開けなどによる感染が増え、まれに性交渉も含まれています。

かつての血液製剤や輸血によって感染した患者さんには、ウイルスの遺伝子型で1b型の人が多く、最近、新たに感染した人の場合には2型が多い、ともいわれています。

友人同士で、不衛生な状態で器具を使ってピアスの穴を開け合った結果、感染してしまった、というケースもみられます。主な感染経路をよく理解し、不用意な感染を防ぎましょう。

第6章

気になる疑問を解決！
C型肝炎Q＆A

「自覚症状なし」で放置せず早めに治療を

Q 特に気になる症状もなく、普通の生活ができていても「C型慢性肝炎」というだけで治療が必要ですか？

A C型慢性肝炎の多くは、肝硬変や肝がんの発症につながるおそれがあります。特に高齢者の方の場合、慢性肝炎から、肝硬変を飛び越えて、いきなり肝がんを発症するケースが珍しくありません。

こうした病気の進行と、自覚症状とはほとんど関係ありません。C型慢性肝炎は、自覚症状ではなく、血液検査をはじめとする肝臓の検査を定期的に受けて、「検査の結果」で病気の進み具合をチェックするようにしたいものです。

ALT（GPT）という検査値は、高いほど、肝細胞の破壊が進んでいるのが分かるだけでなく、ALT高値は、今後病気が急速に進むおそれがあることも示しています。血小板の数は肝臓の線維化と密接につながっており、肝硬変の進み具合が分かります。

そして何より、「肝硬変になるのかな」「肝がんは嫌だな」といった、不安感を抱えて暮らすよりも、そのもとになっているC型肝炎ウイルスを消す治療を検討してみてはどうでしょう。副作用もほとんどなく、飲み薬だけで治せる時代になったのですから。

特に自覚症状もない、「元気」なうちにウイルスを消してしまえば、その後の人生を思う存分楽しめると考えて、自覚症状がなくても、少しでも早めにC型肝炎治療にチャレンジしてみましょう。

禁酒・節酒で肝臓の負担を減らす

Q C型肝炎ウイルスという、ウイルス性の肝臓病であっても、やはりお酒はダメなんでしょうか？

A 肝がんの患者さんは、女性よりも男性のほうが多めですが、これは、男性のほうが一般的にはお酒を飲む人が多いこともその一因とみられています。お酒を飲む機会や、一度に飲む量が多い人ほど、肝がんになりやすいのは明らかです。

これにC型肝炎ウイルス感染が加われば、ウイルスとアルコールにより肝臓へのダメージは相乗的に大きくなります。アルコールは、体内にあってはならない「有害物質」として、肝臓で処理（解毒）されていることを忘れないでください。

C型肝炎ウイルスの感染が分かったら、きちんと治療を受け、少なくとも治癒するまでは、当然、禁酒を守ってください。ただし、C型肝炎が治癒したからといって、暴飲暴食に走ってしまうと、再び、肝硬変、肝がんのリスクを高めてしまうことになります。これでは、いったい何のための肝炎治療だったのか、ということになってしまいます。治癒後も、できれば禁酒を続け、少なくとも節酒は守ってください。

一方、お酒を飲まない人も要注意です。お酒を飲まない人がかかる、脂肪肝の一種である非アルコール性脂肪肝炎（NASH）は、肝硬変や肝がんを招きやすいことが知られています。普段飲まない人も、肝臓の負担を少しでも減らす生活習慣を守ってください。

「血液」への接触に注意し、感染しない、うつさない

Q **C型肝炎に感染しない、あるいは人にうつさないようにするには、どうしたらよいでしょうか？**

A C型肝炎は「血液」を介して感染します。感染防止のためには、不用意に血液と接触しないようにすることが基本です。まず、当然のことですが、覚せい剤をはじめとする非合法の薬物の注射、回し打ちをしないことです。入れ墨（タトゥー）やピアスの穴開けも、器具にほかの人の血液が付着するおそれがあります。ピアスの穴開けは、衛生環境が整った施設で行うことをおすすめします。歯ブラシやカミソリなど、血液が付着しやすい器具は、家族を含め、ほかの人と共有しないようにしましょう。

なお、輸血や予防接種などでの感染については、すでに十分な対策がなされていますが、C型肝炎の患者さんや感染者だった人は、献血しないでください。

また、C型肝炎を人にうつさないために、血液や分泌物がついたものは、しっかりくるんで捨てるか、流水でよく洗ってください。けがをしたりして、手当をしてもらうときには、手当をしてくれる人に血液がつかないようにして、ついてしまった場合はすぐによく洗い流しましょう。

乳幼児へ、口移しで食べ物を与えることもやめてください。また、通常の性交渉での感染はほとんどありませんが、出血を伴ったりした場合には、感染の危険性が高まるということも覚えておいてください。

炎症の進み具合が分かるALT値は、病気の進行速度の目安にも

Q 肝機能の検査といえば、健診ではALT（GPT）もAST（GOT）もよく目にしますが、C型肝炎治療ではどうしてALT値が重視されるのですか？

A ALTもASTもどちらも肝細胞に含まれる酵素です。肝細胞にC型肝炎ウイルスが感染すると、免疫のしくみによってウイルスを排除しようとします。

このとき、免疫はウイルスが潜んでいる肝細胞もろとも攻撃してしまうため、肝細胞が破壊されて炎症が起こり、肝細胞に含まれていたALTやASTが血液中に流れ出てきます。

したがって、ALTやASTの数値が高いほど肝細胞の破壊や炎症が進んでいると判断されます。ASTは肝臓以外の臓器にも含まれているのに対して、ALTはほとんどが肝臓に含まれるため、C型肝炎の進み具合を知るにはALTのほうがよく使われるのです。

さらに、ALT値は病気（肝炎）がどれくらいのスピードで進行しているのかの目安にもなる、とされています。ALT値が高いほど、C型肝炎の進行速度が速く、早めの対応が必要となります。

ALTの数値はそのまま自動車の運転速度に例えられる、ともいわれています。すなわちALT30なら時速30kmの安全運転ですが、ALTが80を超えるようなら時速80km超えの高速運転で要警戒、というわけです。

なお、ALT値にはバラつきもあるため、1回の結果で安心しすぎずに、定期的なチェックを続けることが大切です。

妊娠や授乳は、医師によく相談して

Q C型肝炎治療を受けながら、妊娠や授乳はできますか？

A インターフェロンを使って治療をしていたころは、併用するリバビリンについて、動物実験で強い催奇性、すなわち胎児になんらかの異常が現れることが分かっていました。このため、妊婦さんやすぐに子どもがほしい女性は、「ペグリバ療法」や、「ペグリバ」にもう1剤を加える3剤併用療法を受けることができませんでした。

リバビリンの服用中と、治療が終了してからも6カ月間は避妊しなければならず、男性は精子に異常が出るおそれがあるため、この期間は性行為の際にコンドームによる避妊が必要でした。

飲み薬だけの治療でも、ダクラタスビルにはリバビリンと同様の胎児への悪影響のおそれがあるため、ダクラタスビルとアスナプレビルの併用療法では、リバビリンを使った治療と同じ対応になります。

一方、レジパスビル／ソホスフビル配合剤による治療では、妊娠している、あるいは妊娠の可能性のある方は医師によく相談してください、となっています。授乳中の人は同配合剤による治療は受けられません。

（レジパスビル／ソホスフビル配合剤への対応は、患者さん向けパンフレット『ハーボニーを服用される皆様へ』より）

1992年以前の輸血、血液透析、止血剤使用などは特に要注意

Q C型肝炎ウイルスに感染している危険性が高いのはどのようなケースですか?

A 肝炎ウイルスは発見された順にA型、B型、C型……とアルファベットが付けられています。A型、B型までは早くから見つかっていましたが、C型肝炎ウイルスが発見されたのは1989年のことです。

それ以前から、A型でもB型でもないウイルスによる肝炎が存在することは知られていました。しかし、「正体」が分からず、非A非B型肝炎と呼ばれていました。その後、原因ウイルスが特定され、「C型」と命名されたのは、ほんの20数年前のことだったのです。

このC型と特定されるまでの間に、輸血や血液製剤へのC型肝炎ウイルスの混入を防ぐことができず、感染が広がってしまったと考えられています。ウイルスの混入を防ぐ手だてが整った1992年以前に輸血を受けたことがある人は、C型肝炎ウイルスに感染している危険性が高いといえます。

このほか、1992年以前から血液透析を受けている患者さんや、血友病の治療などで輸入非加熱血液凝固因子製剤を使った人、大きな手術で止血剤として使われるフィブリノゲン製剤を使った人も、感染の危険性が高いといえるでしょう。止血剤を使う大きな手術には、出産時の帝王切開も含まれます。

これらに該当する場合や、詳細は不明だが該当するおそれがある場合は、一度はC型肝炎ウイルスの感染の有無を調べてみましょう。

大分県	大分大学医学部附属病院	〒879-5593 由布市挾間町医大ヶ丘1-1 TEL：097-549-4411
宮崎県	宮崎大学医学部附属病院	〒889-1692 宮崎郡清武町木原5200 TEL：0985-85-1510
	古賀総合病院	〒880-0041 宮崎市池内町数太木1749-1 TEL：0985-39-8888
鹿児島県	鹿児島大学病院	〒890-8520 鹿児島市桜ヶ丘8-35-1 TEL：099-275-5111
	鹿児島市立病院	〒890-8760 鹿児島市上荒田町37-1 TEL：099-230-7000
	JA 鹿児島厚生連病院	〒890-0061 鹿児島市天保山町22-25 TEL：099-252-2228
	鹿児島共済会南風病院	〒892-8512 鹿児島市長田町14-3 TEL：099-226-9111
	霧島市立医師会医療センター	〒899-5112 霧島市隼人町松永3220 TEL：0995-42-1171
沖縄県	琉球大学医学部附属病院	〒903-0215 中頭郡西原町字上原207 TEL：098-895-3331
	かりゆし会ハートライフ病院	〒901-2492 中頭郡中城村字伊集208 TEL：098-895-3255

福岡県	社会保険直方病院	〒822-0024 直方市須崎町1-1 TEL：0949-22-1215
	清和会長田病院	〒832-0059 柳川市下宮永町523-1 TEL：0944-72-3501
佐賀県	佐賀大学医学部附属病院	〒849-8501 佐賀市鍋島5-1-1 TEL：0952-31-6511
	国立病院機構佐賀病院	〒849-8577 佐賀市日の出1-20-1 TEL：0952-30-7141
	佐賀県医療センター好生館	〒840-8571 佐賀市嘉瀬町大字中原400 TEL：0952-24-2171
	JCHO 佐賀中部病院	〒849-8522 佐賀市兵庫南3-8-1 TEL：0952-28-5311
	伊万里有田共立病院	〒849-4193 西松浦郡有田町二ノ瀬甲860 TEL：0955-46-2121
長崎県	長崎大学病院	〒852-8501 長崎市坂本1-7-1 TEL：095-819-7200
	長崎みなとメディカルセンター市民病院	〒850-8555 長崎市新地町6-39 TEL：095-822-3251
	日本赤十字社長崎原爆病院	〒852-8511 長崎市茂里町3-15 TEL：095-847-1511
	国立病院機構長崎医療センター	〒856-8562 大村市久原2-1001-1 TEL：0957-52-3121
熊本県	熊本大学医学部附属病院	〒860-8556 熊本市中央区本荘1-1-1 TEL：096-344-2111
	くまもと森都総合病院	〒862-8655 熊本市中央区新屋敷1-17-27 TEL：096-364-6000
	国立病院機構熊本医療センター	〒860-0008 熊本市中央区二の丸1-5 TEL：096-353-6501
	済生会熊本病院	〒861-4193 熊本市南区近見5-3-1 TEL：096-351-8000
	熊本セントラル病院	〒869-1235 菊池郡大津町大字室955 TEL：096-293-0555
大分県	大分県立病院	〒870-8511 大分市大字豊饒476 TEL：097-546-7111
	大分赤十字病院	〒870-0033 大分市千代町3-2-37 TEL：097-532-6181
	国立病院機構別府医療センター	〒874-0011 別府市大字内かまど1473 TEL：0977-67-1111

福岡県	病院名	所在地・連絡先
福岡県	福岡市民病院	〒812-0046 福岡市博多区吉塚本町13-1 TEL：092-632-1111
福岡県	九州大学病院	〒812-8582 福岡市東区馬出3-1-1 TEL：092-641-1151
福岡県	福岡赤十字病院	〒815-8555 福岡市南区大楠3-1-1 TEL：092-521-1211
福岡県	国立病院機構九州がんセンター	〒811-1395 福岡市南区野多目3-1-1 TEL：092-541-3231
福岡県	朝倉医師会病院	〒838-0069 朝倉市来春422-1 TEL：0946-23-0077
福岡県	飯塚病院	〒820-8505 飯塚市芳雄町3-83 TEL：0948-22-3800
福岡県	高邦会高木病院	〒831-0016 大川市大字酒見141-11 TEL：0944-87-0001
福岡県	地方独立行政法人大牟田市立病院	〒836-8567 大牟田市宝坂町2-19-1 TEL：0944-53-1061
福岡県	福岡徳洲会病院	〒816-0864 春日市須玖北4-5 TEL：092-573-6622
福岡県	北九州市立医療センター	〒802-0077 北九州市小倉北区馬借2-1-1 TEL：093-541-1831
福岡県	国家公務員共済組合連合会新小倉病院	〒803-8505 北九州市小倉北区金田1-3-1 TEL：093-571-1031
福岡県	国立病院機構小倉医療センター	〒802-8533 北九州市小倉南区春ヶ丘10-1 TEL：093-921-8881
福岡県	共愛会戸畑共立病院	〒804-0093 北九州市戸畑区沢見2-5-1 TEL：093-871-5421
福岡県	JR 九州病院	〒800-0031 北九州市門司区高田2-1-1 TEL：093-381-5661
福岡県	産業医科大学病院	〒807-8556 北九州市八幡西区医生ヶ丘 1-1　TEL：093-603-1611
福岡県	北九州市立八幡病院	〒805-8534 北九州市八幡東区西本町 4-18-1　TEL：093-662-6565
福岡県	久留米大学病院	〒830-0011 久留米市旭町67 TEL：0942-35-3311
福岡県	福岡大学筑紫病院	〒818-8502 筑紫野市俗明院1-1-1 TEL：092-921-1011
福岡県	福岡県済生会二日市病院	〒818-8516 筑紫野市湯町3-13-1 TEL：092-923-1551

徳島県	国立病院東徳島医療センター	〒779-0193 板野郡板野町大寺大向北1-1 TEL：088-672-1171
	きたじま田岡病院	〒771-0204 板野郡北島町鯛浜字川久保30-1　TEL：088-698-1234
香川県	高松市民病院	〒760-8538 高松市宮脇町2-36-1 TEL：087-834-2181
	香川県立中央病院	〒760-8557 高松市朝日町1-2-1 TEL：087-811-3333
	坂出聖マルチン病院	〒762-0033 坂出市谷町1-4-13 TEL：0877-46-5195
	香川大学医学部附属病院	〒761-0793 木田郡三木町池戸1750-1 TEL：087-898-5111
愛媛県	済生会松山病院	〒791-8026 松山市山西町880-2 TEL：089-951-6111
	国立病院機構四国がんセンター	〒791-0280 松山市南梅本町甲160 TEL：089-999-1111
	松山赤十字病院	〒790-8524 松山市文京町1 TEL：089-924-1111
	愛媛県立中央病院	〒790-0024 松山市春日町83 TEL：089-947-1111
	済生会今治病院	〒799-1592 今治市喜田村7-1-6 TEL：0898-47-2500
	愛媛大学医学部附属病院	〒791-0295 東温市志津川 TEL：089-964-5111
	国立病院機構愛媛医療センター	〒791-0281 東温市横河原366 TEL：089-964-2411
高知県	高知大学医学部附属病院	〒783-8505 南国市岡豊町小蓮185-1 TEL：088-866-5811
福岡県	福岡山王病院	〒814-0001 福岡市早良区百道浜3-6-45 TEL：092-832-1100
	福岡大学病院	〒814-0180 福岡市城南区七隈7-45-1 TEL：092-801-1011
	国立病院機構九州医療センター	〒810-8563 福岡市中央区地行浜1-8-1 TEL：092-852-0700
	済生会福岡総合病院	〒810-0001 福岡市中央区天神1-3-46 TEL：092-771-8151
	国家公務員共済組合連合会浜の町病院	〒810-8539 福岡市中央区長浜3-3-1 TEL：092-721-0831

広島県	広島赤十字・原爆病院	〒730-8619 広島市中区千田町1-9-6 TEL：082-241-3111
	広島市立広島市民病院	〒730-8518 広島市中区基町7-33 TEL：082-221-2291
	広島大学病院	〒734-8551 広島市南区霞1-2-3 TEL：082-257-5555
	県立広島病院	〒734-8530 広島市南区宇品神田1-5-54 TEL：082-254-1818
	広島県厚生連尾道総合病院	〒722-8508 尾道市平原1-10-23 TEL：0848-22-8111
	労働福祉事業団中国労災病院	〒737-0193 呉市広多賀谷1-5-1 TEL：0823-72-7171
	国立病院機構呉医療センター	〒737-0023 呉市青山町3-1 TEL：0823-22-3111
	庄原赤十字病院	〒727-0013 庄原市西本町2-7-10 TEL：0824-72-3111
	福山市民病院	〒721-8511 福山市蔵王町5-23-1 TEL：084-941-5151
	日本鋼管福山病院	〒721-0927 福山市大門町津之下1844 TEL：084-945-3106
	国立病院機構福山医療センター	〒720-8520 福山市沖野上町4-14-17 TEL：084-922-0001
	市立三次中央病院	〒728-0023 三次市東酒屋町531 TEL：0824-65-0101
山口県	国立病院機構岩国医療センター	〒740-8510 岩国市愛宕町1-1-1 TEL：0827-34-1000
	山口大学医学部附属病院	〒755-8505 宇部市南小串1-1-1 TEL：0836-22-2111
	JCHO 下関医療センター	〒750-0061 下関市上新地町3-3-8 TEL：083-231-5811
	山口県立総合医療センター	〒747-8511 防府市大字大崎77 TEL：0835-22-4411
徳島県	徳島大学病院	〒770-8503 徳島市蔵本町2-50-1 TEL：088-631-3111
	徳島県立中央病院	〒770-8539 徳島市蔵本町1-10-3 TEL：088-631-7151
	徳島市民病院	〒770-0812 徳島市北常三島町2-34 TEL：088-622-5121

和歌山県	海南医療センター	〒642-0002 海南市日方1522-1 TEL：073-482-4521
	国立病院機構南和歌山医療センター	〒646-8558 田辺市たきない町27-1 TEL：0739-26-7050
鳥取県	鳥取生協病院	〒680-0833 鳥取市末広温泉町458 TEL：0857-24-7251
	鳥取大学医学部附属病院	〒683-8504 米子市西町36-1 TEL：0859-33-1111
	山陰労災病院	〒683-8605 米子市皆生新田1-8-1 TEL：0859-33-8181
	同愛会博愛病院	〒683-0853 米子市両三柳1880 TEL：0859-29-1100
島根県	松江市立病院	〒690-8509 松江市乃白町32-1 TEL：0852-60-8000
	松江赤十字病院	〒690-8506 松江市母衣町200 TEL：0852-24-2111
	島根大学医学部附属病院	〒693-8501 出雲市塩冶町89-1 TEL：0853-23-2111
	島根県立中央病院	〒693-8555 出雲市姫原4-1-1 TEL：0853-22-5111
	大田市立病院	〒694-0063 大田市大田町吉永1428-3 TEL：0854-82-0330
岡山県	岡山大学病院	〒700-8558 岡山市北区鹿田町2-5-1 TEL：086-223-7151
	岡山済生会総合病院	〒700-8511 岡山市北区伊福町1-17-18 TEL：086-252-2211
	重井医学研究所附属病院	〒701-0202 岡山市南区山田2117 TEL：086-282-5311
	川崎医科大学附属川崎病院	〒700-8505 岡山市北区中山下2-1-80 TEL：086-225-2111
	総合病院岡山市立市民病院	〒700-8557 岡山市北区北長瀬表町3-20-1 TEL：086-737-3000
	川崎医科大学附属病院	〒701-0192 倉敷市松島577 TEL：086-462-1111
	倉敷中央病院	〒710-8602 倉敷市美和1-1-1 TEL：086-422-0210
	倉敷成人病センター	〒710-8522 倉敷市白楽町250 TEL：086-422-2111

兵庫県	神戸大学医学部附属病院	〒650-0017 神戸市中央区楠町7-5-2 TEL：078-382-5111
	神戸市立医療センター中央市民病院	〒650-0047 神戸市中央区港島南町2-1-1 TEL：078-302-4321
	神戸朝日病院	〒653-0801 神戸市長田区房王寺町3-5-25 TEL：078-612-5151
	赤穂市民病院	〒678-0232 赤穂市中広1090 TEL：0791-43-3222
	労働者健康福祉機構関西労災病院	〒660-8511 尼崎市稲葉荘3-1-69 TEL：06-6416-1221
	市立伊丹病院	〒664-8540 伊丹市昆陽池1-100 TEL：072-777-3773
	兵庫県立加古川医療センター	〒675-8555 加古川市神野町神野203 TEL：079-497-7000
	宝塚市立病院	〒665-0827 宝塚市小浜4-5-1 TEL：0797-87-1161
	兵庫医科大学病院	〒663-8501 西宮市武庫川町1-1 TEL：0798-45-6111
	兵庫県立西宮病院	〒662-0918 西宮市六湛寺町13-9 TEL：0798-34-5151
	明和病院	〒663-8186 西宮市上鳴尾町4-31 TEL：0798-47-1767
	市立川西病院	〒666-0195 川西市東畦野5-21-1 TEL：072-794-2321
	姫路赤十字病院	〒670-8540 姫路市下手野1-12-1 TEL：079-294-2251
	綱島会厚生病院	〒670-0074 姫路市御立西4-1-25 TEL：079-292-1109
奈良県	奈良県総合医療センター	〒631-0846 奈良市平松1-30-1 TEL：0742-46-6001
	奈良県立医科大学附属病院	〒634-8522 橿原市四条町840 TEL：0744-22-3051
	天理よろづ相談所病院	〒632-8552 天理市三島町200 TEL：0743-63-5611
和歌山県	和歌山県立医科大学附属病院	〒641-8510 和歌山市紀三井寺811-1 TEL：073-447-2300
	済生会和歌山病院	〒640-8158 和歌山市十二番丁45 TEL：073-424-5185

肝炎の専門医のいるおもな施設リスト

大阪府	堺市立総合医療センター	〒593-8304 堺市西区家原寺町1-1-1 TEL：072-272-1199
	生長会ベルランド総合病院	〒599-8247 堺市中区東山500-3 TEL：072-234-2001
	大阪大学医学部附属病院	〒565-0871 吹田市山田丘2-15 TEL：06-6879-5111
	大阪府済生会吹田病院	〒564-0013 吹田市川園町1-2 TEL：06-6382-1521
	大阪府済生会千里病院	〒565-0862 吹田市津雲台1-1-6 TEL：06-6871-0121
	大阪医科大学附属病院	〒569-8686 高槻市大学町2-7 TEL：072-683-1221
	愛仁会高槻病院	〒569-1192 高槻市古曽部町1-3-13 TEL：072-681-3801
	藤井会大東中央病院	〒574-0042 大東市大野2-1-11 TEL：072-870-0200
	市立豊中病院	〒560-8565 豊中市柴原町4-14-1 TEL：06-6843-0101
	東大阪市立総合病院	〒578-8588 東大阪市西岩田3-4-5 TEL：06-6781-5101
	藤井会石切生喜病院	〒579-8026 東大阪市弥生町18-28 TEL：072-988-3121
	関西医科大学附属枚方病院	〒573-1191 枚方市新町2-3-1 TEL：072-804-0101
	箕面市立病院	〒562-0014 箕面市萱野5-7-1 TEL：072-728-2001
	関西医科大学附属滝井病院	〒570-8507 守口市文園町10-15 TEL：06-6992-1001
	パナソニック健康保険組合松下記念病院	〒570-8540 守口市外島町5-55 TEL：06-6992-1231
	八尾市立病院	〒581-0069 八尾市龍華町1-3-1 TEL：072-922-0881
	三和会永山病院	〒590-0406 泉南郡熊取町大久保東1-1-10 TEL：072-453-1122
兵庫県	国立病院機構神戸医療センター	〒654-0155 神戸市須磨区西落合3-1-1 TEL：078-791-0111
	神戸掖済会病院	〒655-0004 神戸市垂水区学が丘1-21-1 TEL：078-781-7811

大阪府	国家公務員共済組合連合会大手前病院	〒540-0008 大阪市中央区大手前1-5-34 TEL：06-6941-0484
	大阪警察病院	〒543-0035 大阪市天王寺区北山町10-31 TEL：06-6771-6051
	大阪赤十字病院	〒543-8555 大阪市天王寺区筆ヶ崎町5-30 TEL：06-6774-5111
	NTT 西日本大阪病院	〒543-8922 大阪市天王寺区烏ヶ辻2-6-40 TEL：06-6773-7111
	㈶日本生命済生会日生病院	〒550-0012 大阪市西区立売堀6-3-8 TEL：06-6543-3581
	橘会東住吉森本病院	〒546-0014 大阪市東住吉区鷹合3-2-66 TEL：06-6606-0010
	大阪府立成人病センター	〒537-8511 大阪市東成区中道1-3-3 TEL：06-6972-1181
	JCHO 大阪病院	〒553-0003 大阪市福島区福島4-2-78 TEL：06-6441-5451
	関西電力病院	〒553-0003 大阪市福島区福島2-1-7 TEL：06-6458-5821
	大阪市立総合医療センター	〒534-0021 大阪市都島区都島本通2-13- 22　TEL：06-6929-1221
	大阪市立十三市民病院	〒532-0034 大阪市淀川区野中北2-12-27 TEL：06-6150-8000
	大阪回生病院	〒532-0003 大阪市淀川区宮原1-6-10 TEL：06-6393-6234
	池田市立池田病院	〒563-8510 池田市城南3-1-18 TEL：072-751-2881
	和泉市立病院	〒594-0071 和泉市府中町4-10-10 TEL：0725-41-1331
	北大阪警察病院	〒567-0052 茨木市室山1-2-2 TEL：072-643-6921
	近畿大学医学部附属病院	〒589-8511 大阪狭山市大野東377-2 TEL：072-366-0221
	市立貝塚病院	〒597-0015 貝塚市堀3-10-20 TEL：072-422-5865
	国立病院機構大阪南医療センター	〒586-8521 河内長野市木戸東町2-1 TEL：0721-53-5761
	労働者健康福祉機構大阪労災病院	〒591-8025 堺市北区長曽根町1179-3 TEL：072-252-3561

滋賀県	近江八幡市立総合医療センター	〒523-0082 近江八幡市土田町1379 TEL：0748-33-3151
京都府	京都府立医科大学附属病院	〒602-8566 京都市上京区河原町通広小路上ル梶井町465　TEL：075-251-5111
	京都第二赤十字病院	〒602-8026 京都市上京区釜座通丸太町上ル春帯町355-5　TEL：075-231-5171
	京都大学医学部附属病院	〒606-8507 京都市左京区聖護院川原町54 TEL：075-751-3111
	京都市立病院	〒604-8845 京都市中京区壬生東高田町1-2　TEL：075-311-5311
	京都桂病院	〒615-8256 京都市西京区山田平尾町17 TEL：075-391-5811
	三菱京都病院	〒615-8087 京都市西京区桂御所町1 TEL：075-381-2111
	京都第一赤十字病院	〒605-0981 京都市東山区本町15-749 TEL：075-561-1121
	愛生会山科病院	〒607-8086 京都市山科区竹鼻四丁野町19-4　TEL：075-594-2323
	済生会京都府病院	〒617-0814 長岡京市今里南平尾8 TEL：075-955-0111
	市立福知山市民病院	〒620-8505 福知山市厚中町231 TEL：0773-22-2101
大阪府	大阪市立大学医学部附属病院	〒545-8586 大阪市阿倍野区旭町1-5-7 TEL：06-6645-2121
	ＪＲ大阪鉄道病院	〒545-0053 大阪市阿倍野区松崎町1-2-22 TEL：06-6628-2221
	田附興風会医学研究所北野病院	〒530-8480 大阪市北区扇町2-4-20 TEL：06-6312-1221
	大阪府済生会中津病院	〒530-0012 大阪市北区芝田2-10-39 TEL：06-6372-0333
	加納総合病院	〒531-0041 大阪市北区天神橋7-5-15 TEL：06-6351-5381
	財団法人住友病院	〒530-0005 大阪市北区中之島5-3-20 TEL：06-6443-1261
	大阪府立急性期・総合医療センター	〒558-8558 大阪市住吉区万代東3-1-56 TEL：06-6692-1201
	国立病院機構大阪医療センター	〒540-0006 大阪市中央区法円坂2-1-14 TEL：06-6942-1331

愛知県	愛知県厚生連安城更生病院	〒446-8602 安城市安城町東広畔28 TEL：0566-75-2111
	豊田会刈谷豊田総合病院	〒448-8505 刈谷市住吉町5-15 TEL：0566-21-2450
	春日井市民病院	〒486-8510 春日井市鷹来町1-1-1 TEL：0568-57-0057
	藤田保健衛生大学病院	〒470-1192 豊明市沓掛町田楽ヶ窪1-98 TEL：0562-93-2111
	愛知県厚生連豊田厚生病院	〒470-0396 豊田市浄水町伊保原500-1 TEL：0565-43-5000
	愛知県厚生連海南病院	〒498-8502 弥富市前ケ須町南本田396 TEL：0567-65-2511
	愛知医科大学病院	〒480-1195 長久手市岩作雁又1-1 TEL：0561-62-3311
三重県	三重大学医学部附属病院	〒514-8507 津市江戸橋2-174 TEL：059-232-1111
	国立病院機構三重中央医療センター	〒514-1101 津市久居明神町2158-5 TEL：059-259-1211
	伊賀市立上野総合市民病院	〒518-0823 伊賀市四十九町831 TEL：0595-24-1111
	伊勢赤十字病院	〒516-8512 伊勢市船江1-471-2 TEL：0596-28-2171
	桑名市総合医療センター桑名東医療センター	〒511-0061 桑名市寿町3-11 TEL：0594-22-1211
	三重県厚生連鈴鹿中央総合病院	〒513-8630 鈴鹿市安塚町山之花1275-53 TEL：059-382-1311
	三重県厚生連松阪中央総合病院	〒515-8566 松阪市川井町字小望102 TEL：0598-21-5252
	三重県立総合医療センター	〒510-8561 四日市市大字日永5450-132 TEL：059-345-2321
	市立四日市病院	〒510-8567 四日市市芝田2-2-37 TEL：059-354-1111
	厚生連いなべ総合病院	〒511-0428 いなべ市北勢町阿下喜771 TEL：0594-72-2000
滋賀県	大津赤十字病院	〒520-8511 大津市長等1-1-35 TEL.：077-522-4131
	大津市民病院	〒520-0804 大津市本宮2-9-9 TEL：077-522-4607

肝炎の専門医のいるおもな施設リスト

岐阜県	岐阜県立多治見病院	〒507-8522 多治見市前畑町5-161 TEL：0572-22-5311
	羽島市民病院	〒501-6206 羽島市新生町3-246 TEL：058-393-0111
	木沢記念病院	〒505-8503 美濃加茂市古井町下古井590 TEL：0574-25-2181
	蘇西厚生会松波総合病院	〒501-6062 羽島郡笠松町田代185-1 TEL：058-388-0111
静岡県	順天堂大学医学部附属静岡病院	〒410-2295 伊豆の国市長岡1129 TEL：055-948-3111
	磐田市立総合病院	〒438-8550 磐田市大久保512-3 TEL：0538-38-5000
	沼津市立病院	〒410-0302 沼津市東椎路字春ノ木550 TEL：055-924-5100
	浜松医科大学医学部附属病院	〒431-3192 浜松市東区半田山1-20-1 TEL：053-435-2111
	聖隷浜松病院	〒430-8558 浜松市中区住吉2-12-12 TEL：053-474-2222
	浜松医療センター	〒432-8580 浜松市中区富塚町328 TEL：053-453-7111
	富士市立中央病院	〒417-8567 富士市高島町50 TEL：0545-52-1131
愛知県	名古屋市立西部医療センター	〒462-8508 名古屋市北区平手町1-1-1 TEL：052-991-8121
	名古屋大学医学部附属病院	〒466-8560 名古屋市昭和区鶴舞町65 TEL：052-741-2111
	国立病院機構名古屋医療センター	〒460-0001 名古屋市中区三の丸4-1-1 TEL：052-951-1111
	名古屋第一赤十字病院	〒453-8511 名古屋市中村区道下町3-35 TEL：052-481-5111
	衆済会増子記念病院	〒453-8566 名古屋市中村区竹橋町35-28 TEL：052-451-1307
	名鉄病院	〒451-8511 名古屋市西区栄生2-26-11 TEL：052-551-6121
	名古屋市立大学病院	〒467-8602 名古屋市瑞穂区瑞穂町字川澄1 TEL：052-851-5511
	総合病院南生協病院	〒459-8016 名古屋市緑区南大高2-204 TEL：052-625-0373

新潟県	新潟県厚生連糸魚川総合病院	〒941-8502 糸魚川市大字竹ケ花457-1 TEL：025-552-0280
	立川メディカルセンター立川綜合病院	〒940-8621 長岡市神田町3-2-11 TEL：0258-33-3111
富山県	富山大学附属病院	〒930-0194 富山市杉谷2630 TEL：076-434-2281
	富山市立富山市民病院	〒939-8511 富山市今泉北部町2-1 TEL：076-422-1112
	富山県立中央病院	〒930-8550 富山市西長江2-2-78 TEL：076-424-1531
	富山県厚生連高岡病院	〒933-8555 高岡市永楽町5-10 TEL：0766-21-3930
石川県	金沢大学附属病院	〒920-8641 金沢市宝町13-1 TEL：076-265-2000
	国立病院機構金沢医療センター	〒920-8650 金沢市下石引町1-1 TEL：076-262-4161
	石川県立中央病院	〒920-8530 金沢市鞍月東2-1 TEL：076-237-8211
	公立羽咋病院	〒925-8502 羽咋市的場町松崎24 TEL：0767-22-1220
	金沢医科大学病院	〒920-0293 河北郡内灘町大学1-1 TEL：076-286-3511
福井県	福井県済生会病院	〒918-8503 福井市和田中町舟橋7-1 TEL：0776-23-1111
	福井大学医学部附属病院	〒910-1193 吉田郡永平寺町松岡下合月23-3　TEL：0776-61-3111
岐阜県	岐阜大学医学部附属病院	〒501-1194 岐阜市柳戸1-1 TEL：058-230-6000
	岐阜県総合医療センター	〒500-8717 岐阜市野一色4-6-1 TEL：058-246-1111
	岐阜市民病院	〒500-8513 岐阜市鹿島町7-1 TEL：058-251-1101
	朝日大学歯学部附属村上記念病院	〒500-8523 岐阜市橋本町3-23 TEL：058-253-8001
	大垣市民病院	〒503-8502 大垣市南頬町4-86 TEL：0584-81-3341
	高山赤十字病院	〒506-8550 高山市天満町3-11 TEL：0577-32-1111

肝炎の専門医のいるおもな施設リスト

神奈川県	帝京大学医学部附属溝口病院	〒213-8507 川崎市高津区溝口3-8-3 TEL：044-844-3333
	共済組合連合会虎の門病院分院	〒213-8587 川崎市高津区梶ヶ谷1-3-1 TEL：044-877-5111
	川崎市立多摩病院	〒214-8525 川崎市多摩区宿河原1-30-37 TEL：044-933-8111
	労働者健康福祉機構関東労災病院	〒211-8510 川崎市中原区木月住吉町1-1 TEL：044-411-3131
	聖マリアンナ医科大学病院	〒216-8511 川崎市宮前区菅生2-16-1 TEL：044-977-8111
	北里大学病院	〒252-0375 相模原市南区北里1-15-1 TEL：042-778-8111
	国立病院機構相模原病院	〒252-0392 相模原市南区桜台18-1 TEL：042-742-8311
	湘南東部総合病院	〒253-0083 茅ヶ崎市西久保500 TEL：0467-83-9111
	平塚市民病院	〒254-0065 平塚市南原1-19-1 TEL：0463-32-0015
	湘南藤沢徳洲会病院	〒251-0041 藤沢市辻堂神台1-5-1 TEL：0466-35-1177
	KKR 横須賀共済病院	〒238-8558 横須賀市米が浜通1-16 TEL：046-822-2710
山梨県	山梨大学医学部附属病院	〒409-3898 中央市下河東1110 TEL：055-273-1111
長野県	長野赤十字病院	〒380-8582 長野市若里5-22-1 TEL：026-226-4131
	信州大学医学部附属病院	〒390-8621 松本市旭3-1-1 TEL：0263-35-4600
	国立病院機構まつもと医療センター松本病院	〒399-8701 松本市村井町南2-20-30 TEL：0263-58-4567
新潟県	新潟大学医歯学総合病院	〒951-8520 新潟市中央区旭町通一番町754　TEL：025-223-6161
	新潟医療センター	〒950-2022 新潟市西区小針3-27-11 TEL：025-232-0111
	新潟市民病院	〒950-1197 新潟市中央区鐘木463-7 TEL：025-281-5151
	済生会新潟第二病院	〒950-1104 新潟市西区寺地280-7 TEL：025-233-6161

東京都	東海大学医学部付属八王子病院	〒192-0032 八王子市石川町1838 TEL：042-639-1111
	東京医科大学八王子医療センター	〒193-0998 八王子市館町1163 TEL：042-665-5611
	町田市民病院	〒194-0023 町田市旭町2-15-41 TEL：042-722-2230
	杏林大学医学部付属病院	〒181-8611 三鷹市新川6-20-2 TEL：0422-47-5511
	武蔵野赤十字病院	〒180-8610 武蔵野市境南町1-26-1 TEL：0422-32-3111
神奈川県	神奈川県立がんセンター	〒241-8515 横浜市旭区中尾2-3-2 TEL：045-520-2222
	横浜旭中央総合病院	〒241-0801 横浜市旭区若葉台4-20-1 TEL：045-921-6111
	横浜市立大学附属病院	〒236-0004 横浜市金沢区福浦3-9 TEL：045-787-2800
	昭和大学横浜市北部病院	〒224-8503 横浜市都筑区茅ヶ崎中央35-1 TEL：045-949-7000
	済生会横浜市東部病院	〒230-8765 横浜市鶴見区下末吉3-6-1 TEL：045-576-3000
	神奈川県警友会けいゆう病院	〒220-8521 横浜市西区みなとみらい3-7-3 TEL：045-221-8181
	横浜市立市民病院	〒240-8555 横浜市保土ヶ谷区岡沢町56 TEL：045-331-1961
	横浜市立大学附属市民総合医療センター	〒232-0024 横浜市南区浦舟町4-57 TEL：045-261-5656
	厚木市立病院	〒243-8588 厚木市水引1-16-36 TEL：046-221-1570
	東海大学医学部付属病院	〒259-1193 伊勢原市下糟屋143 TEL：0463-93-1121
	湘南鎌倉総合病院	〒247-8533 鎌倉市岡本1370-1 TEL：0467-46-1717
	新百合ヶ丘総合病院	〒215-0026 川崎市麻生区古沢都古255 TEL：044-322-9991
	こうかん会日本鋼管病院	〒210-0852 川崎市川崎区鋼管通1-2-1 TEL：044-333-5591
	川崎市立川崎病院	〒210-0013 川崎市川崎区新川通12-1 TEL：044-233-5521

東京都	東京大学医学部附属病院	〒113-8655 文京区本郷7-3-1 TEL：03-3815-5411
	順天堂大学医学部附属順天堂医院	〒113-8431 文京区本郷3-1-3 TEL：03-3813-3111
	がん・感染症センター 都立駒込病院	〒113-8677 文京区本駒込3-18-22 TEL：03-3823-2101
	東京医科歯科大学医学部附属病院	〒113-8519 文京区湯島1-5-45 TEL：03-3813-6111
	東京慈恵会医科大学附属病院	〒105-8471 港区西新橋3-19-18 TEL：03-3433-1111
	国家公務員共済組合連合会虎の門病院	〒105-8470 港区虎ノ門2-2-2 TEL：03-3588-1111
	北里大学北里研究所病院	〒108-8642 港区白金5-9-1 TEL：03-3444-6161
	国際医療福祉大学三田病院	〒108-8329 港区三田1-4-3 TEL：03-3451-8121
	東京都済生会中央病院	〒108-0073 港区三田1-4-17 TEL：03-3451-8211
	JCHO 東京高輪病院	〒108-8606 港区高輪3-10-11 TEL：03-3443-9191
	東京大学医科学研究所附属病院	〒108-8639 港区白金台4-6-1 TEL：03-3443-8111
	国家公務員共済組合連合会三宿病院	〒153-0051 目黒区上目黒5-33-12 TEL：03-3711-5771
	国立病院機構東京医療センター	〒152-8902 目黒区東が丘2-5-1 TEL：03-3411-0111
	青梅市立総合病院	〒198-0042 青梅市東青梅4-16-5 TEL：0428-22-3191
	国立病院機構東京病院	〒204-8585 清瀬市竹丘3-1-1 TEL：042-491-2111
	公立昭和病院	〒187-8510 小平市花小金井8-1-1 TEL：042-461-0052
	東京慈恵会医科大学附属第三病院	〒201-8601 狛江市和泉本町4-11-1 TEL：03-3480-1151
	国家公務員共済組合連合会立川病院	〒190-8531 立川市錦町4-2-22 TEL：042-523-3131
	日本医科大学多摩永山病院	〒206-8512 多摩市永山1-7-1 TEL：042-371-2111

東京都	JCHO 東京新宿メディカルセンター	〒162-8543 新宿区津久戸町5-1 TEL：03-3269-8111
	東京医科大学病院	〒160-0023 新宿区西新宿6-7-1 TEL：03-3342-6111
	東京女子医科大学病院	〒162-8666 新宿区河田町8-1 TEL：03-3353-8111
	国立国際医療研究センター病院	〒162-8655 新宿区戸山1-21-1 TEL：03-3202-7181
	JCHO 東京山手メディカルセンター	〒169-0073 新宿区百人町3-22-1 TEL：03-3364-0251
	東京都保健医療公社大久保病院	〒160-8488 新宿区歌舞伎町2-44-1 TEL：03-5273-7711
	静山会清川病院	〒166-0004 杉並区阿佐谷南2-31-12 TEL：03-3312-0151
	河北総合病院	〒166-8588 杉並区阿佐谷北1-7-3 TEL：03-3339-2121
	東京都立墨東病院	〒130-8575 墨田区江東橋4-23-15 TEL：03-3633-6151
	国立成育医療研究センター病院	〒157-8535 世田谷区大蔵2-10-1 TEL：03-3416-0181
	自衛隊中央病院	〒154-8532 世田谷区池尻1-2-24 TEL：03-3411-0151
	国立がん研究センター中央病院	〒104-0045 中央区築地5-1-1 TEL：03-3542-2511
	日本大学病院	〒101-8309 千代田区神田駿河台1-6 TEL：03-3293-1711
	東京都教職員互助会三楽病院	〒101-8326 千代田区神田駿河台2-5 TEL：03-3292-3981
	東京逓信病院	〒102-8798 千代田区富士見2-14-23 TEL：03-5214-7111
	都立大塚病院	〒170-8476 豊島区南大塚2-8-1 TEL：03-3941-3211
	東京医療生活協同組合中野総合病院	〒164-8607 中野区中央4-59-16 TEL：03-3382-1231
	順天堂大学医学部附属練馬病院	〒177-8521 練馬区高野台3-1-10 TEL：03-5923-3111
	日本医科大学付属病院	〒113-8603 文京区千駄木1-1-5 TEL：03-3822-2131

千葉県	千葉徳洲会病院	〒274-8503 船橋市高根台2-11-1 TEL：047-466-7111
	松戸市立病院	〒271-8511 松戸市上本郷4005 TEL：047-363-2171
	東京女子医科大学八千代医療センター	〒276-8524 八千代市大和田新田477-96 TEL：047-450-6000
東京都	日本大学医学部附属板橋病院	〒173-8610 板橋区大谷口上町30-1 TEL：03-3972-8111
	帝京大学医学部附属病院	〒173-8606 板橋区加賀2-11-1 TEL：03-3964-1211
	明芳会板橋中央総合病院	〒174-0051 板橋区小豆沢2-12-7 TEL：03-3967-1181
	東京臨海病院	〒134-0086 江戸川区臨海町1-4-2 TEL：03-5605-8811
	東邦大学医療センター大森病院	〒143-8541 大田区大森西6-11-1 TEL：03-3762-4151
	池上総合病院	〒146-8531 大田区池上6-1-19 TEL：03-3752-3151
	労働者健康福祉機構東京労災病院	〒143-0013 大田区大森南4-13-21 TEL：03-3742-7301
	東京慈恵会医科大学葛飾医療センター	〒125-8506 葛飾区青戸6-41-2 TEL：03-3603-2111
	明理会中央総合病院	〒114-0001 北区東十条3-2-11 TEL：03-5902-1199
	昭和大学江東豊洲病院	〒135-8577 江東区豊洲5-1-38 TEL：03-6204-6000
	昭和大学病院	〒142-8666 品川区旗の台1-5-8 TEL：03-3784-8000
	東芝病院	〒140-8522 品川区東大井6-3-22 TEL：03-3764-0511
	NTT 東日本関東病院	〒141-8625 品川区東五反田5-9-22 TEL：03-3448-6111
	東海大学医学部付属東京病院	〒151-0053 渋谷区代々木1-2-5 TEL：03-3370-2321
	日本赤十字社医療センター	〒150-8935 渋谷区広尾4-1-22 TEL：03-3400-1311
	慶應義塾大学病院	〒160-8582 新宿区信濃町35 TEL：03-3353-1211

埼玉県	埼玉県済生会川口総合病院	〒332-8558 川口市西川口5-11-5 TEL：048-253-1551
	埼玉医科大学総合医療センター	〒350-8550 川越市鴨田1981 TEL：049-228-3400
	北里大学メディカルセンター	〒364-8501 北本市荒井6-100 TEL：048-593-1212
	埼玉県厚生連熊谷総合病院	〒360-8567 熊谷市中西4-5-1 TEL：048-521-0065
	獨協医科大学越谷病院	〒343-8555 越谷市南越谷2-1-50 TEL：048-965-1111
	防衛医科大学校病院	〒359-8513 所沢市並木3-2 TEL：04-2995-1211
	戸田中央総合病院	〒335-0023 戸田市本町1-19-3 TEL：048-442-1111
	埼玉医科大学病院	〒350-0495 入間郡毛呂山町毛呂本郷38 TEL：049-276-1111
	埼玉県立がんセンター	〒362-0806 北足立郡伊奈町大字小室818 TEL：048-722-1111
千葉県	千葉大学医学部附属病院	〒260-8677 千葉市中央区亥鼻1-8-1 TEL：043-222-7171
	国立病院機構千葉医療センター	〒260-8606 千葉市中央区椿森4-1-2 TEL：043-251-5311
	国立国際医療研究センター国府台病院	〒272-8516 市川市国府台1-7-1 TEL：047-372-3501
	東京慈恵会医科大学附属柏病院	〒277-8567 柏市柏下163-1 TEL：04-7164-1111
	鉄蕉会亀田総合病院	〒296-8602 鴨川市東町929 TEL：04-7092-2211
	国保直営総合病院君津中央病院	〒292-8535 木更津市桜井1010 TEL：0438-36-1071
	東邦大学医療センター佐倉病院	〒285-8741 佐倉市下志津564-1 TEL：043-462-8811
	千葉県済生会習志野病院	〒275-8580 習志野市泉町1-1-1 TEL：047-473-1281
	キッコーマン総合病院	〒278-0005 野田市宮崎100 TEL：04-7123-5911
	JCHO 船橋中央病院	〒273-8556 船橋市海神6-13-10 TEL：047－433－2111

茨城県	恒貴会協和中央病院	〒309-1107 筑西市門井1676-1 TEL：0296-57-6131
	筑波大学附属病院	〒305-8576 つくば市天久保2-1-1 TEL：029-853-3900
	総合病院土浦協同病院	〒300-0053 土浦市真鍋新町11-7 TEL：029-823-3111
	㈱日立製作所日立総合病院	〒317-0077 日立市城南町2-1-1 TEL：0294-23-1111
	東京医科大学茨城医療センター	〒300-0332 稲敷郡阿見町中央3-20-1 TEL：029-887-1161
	独立行政法人国立病院機構水戸医療センター	〒311-3193 東茨城郡茨城町桜の郷280 TEL：029-240-7711
栃木県	上都賀総合病院	〒322-8550 鹿沼市下田町1-1033 TEL：0289-64-2161
	博愛会菅間記念病院	〒325-0046 那須塩原市大黒町2-5 TEL：0287-62-0733
	自治医科大学附属病院	〒329-0498 下野市薬師寺3311-1 TEL：0285-44-2111
	獨協医科大学病院	〒321-0293 下都賀郡壬生町大字北小林880 TEL：0282-86-1111
群馬県	群馬大学医学部附属病院	〒371-8511 前橋市昭和町3-39-15 TEL：027-220-7111
	前橋赤十字病院	〒371-0014 前橋市朝日町3-21-36 TEL：027-224-4585
	国立病院機構高崎総合医療センター	〒370-0829 高崎市高松町36 TEL：027-322-5901
	三思会くすの木病院	〒375-0024 藤岡市藤岡607-22 TEL：0274-24-3111
	原町赤十字病院	〒377-0882 吾妻郡東吾妻町大字原町698 TEL：0279-68-2711
埼玉県	自治医科大学附属さいたま医療センター	〒330-8503 さいたま市大宮区天沼町1-847　TEL：048-647-2111
	さいたま赤十字病院	〒338-8553 さいたま市中央区上落合8-3-33　TEL：048-852-1111
	彩の国東大宮メディカルセンター	〒331-8577 さいたま市北区土呂町1522 TEL：048-665-6111
	上尾中央総合病院	〒362-8588 上尾市柏座1-10-10 TEL：048-773-1111

北海道	市立函館病院	〒041-8680 函館市港町1-10-1 TEL：0138-43-2000
青森県	弘前大学医学部附属病院	〒036-8563 弘前市本町53 TEL：0172-33-5111
岩手県	岩手医科大学附属病院	〒020-8505 盛岡市内丸19-1 TEL：019-651-5111
	岩手県立中部病院	〒024-8507 北上市村崎野17地割10 TEL：0197-71-1511
宮城県	東北大学病院	〒980-8574 仙台市青葉区星陵町1-1 TEL：022-717-7000
	JCHO 仙台南病院	〒981-1103 仙台市太白区中田町字前沖143　TEL：022-306-1711
	国立病院機構仙台医療センター	〒983-8520 仙台市宮城野区宮城野2-8-8 TEL：022-293-1111
	栗原市立栗原中央病院	〒987-2205 栗原市築館宮野中央3-1-1 TEL：0228-21-5330
秋田県	秋田大学医学部附属病院	〒010-8543 秋田市広面字蓮沼44-2 TEL：018-834-1111
	市立秋田総合病院	〒010-0933 秋田市川元松丘町4-30 TEL：018-823-4171
	秋田赤十字病院	〒010-1495 秋田市上北手猿田字苗代沢221-1　TEL：018-829-5000
山形県	山形大学医学部附属病院	〒990-9585 山形市飯田西2-2-2 TEL：023-633-1122
	山形県立中央病院	〒990-2292 山形市大字青柳1800 TEL：023-685-2626
福島県	福島県立医科大学附属病院	〒960-1295 福島市光が丘1 TEL：024-547-1111
	綜合病院福島赤十字病院	〒960-8530 福島市入江町11-31 TEL：024-534-6101
	労働者健康福祉機構福島労災病院	〒973-8403 いわき市内郷綴町沼尻3 TEL：0246-26-1111
	太田綜合病院附属太田西ノ内病院	〒963-8558 郡山市西ノ内2-5-20 TEL：024-925-1188
茨城県	水戸済生会総合病院	〒311-4198 水戸市双葉台3-3-10 TEL：029-254-5151
	善仁会小山記念病院	〒314-0031 鹿嶋市厨5-1-2 TEL：0299-85-1111

肝炎の専門医のいるおもな施設リスト

※肝炎の専門医のいるおもな施設をご紹介します。このリストは日本肝臓学会の認定施設を基に、編集部にて作成しました。

※このリストに掲載されているすべての病院で、本書で紹介している治療が受けられるとは限りません。

（2015年11月現在）

北海道	JCHO 札幌北辰病院	〒004-8618 札幌市厚別区厚別中央2条6-2-1　TEL：011-893-3000
	北海道大学病院	〒060-8648 札幌市北区北14条西5 TEL：011-716-1161
	札幌緑愛病院	〒004-0861 札幌市清田区北野1条1-6-30 TEL：011-883-0121
	札幌医科大学医学部附属病院	〒060-8543 札幌市中央区南1条西16-291 TEL：011-611-2111
	北海道厚生連札幌厚生病院	〒060-0033 札幌市中央区北3条東8-5 TEL：011-261-5331
	市立札幌病院	〒060-8604 札幌市中央区北11条西13-1-1 TEL：011-726-2211
	手稲渓仁会病院	〒006-8555 札幌市手稲区前田1条12-1-40 TEL：011-681-8111
	アルデバラン手稲いなづみ病院	〒006-0813 札幌市手稲区前田3条4-2-6 TEL：011-685-2200
	JCHO 北海道病院	〒062-8618 札幌市豊平区中の島1条8-3-18　TEL：011-831-5151
	北海道勤医協中央病院	〒007-8505 札幌市東区東苗穂5条1-9-1 TEL：011-782-9111
	札幌東徳洲会病院	〒065-0033 札幌市東区北33条東14-3-1 TEL：011-722-1110
	為久会札幌共立五輪橋病院	〒005-0802 札幌市南区川沿2条1-2-54 TEL：011-571-8221
	旭川医科大学医学部附属病院	〒078-8510 旭川市緑が丘東2条1-1-1 TEL：0166-65-2111
	旭川赤十字病院	〒070-8530 旭川市曙1条1-1-1 TEL：0166-22-8111
	旭川医療センター	〒070-8644 旭川市花咲町7-4048 TEL：0166-51-3161
	JA 北海道厚生連帯広厚生病院	〒080-0016 帯広市西6条南8-1 TEL：0155-24-4161
	名寄市立総合病院	〒096-8511 名寄市西7条南8-1 TEL：01654-3-3101

〈著者紹介〉
芥田憲夫（あくた・のりお）
1968年生まれ。95年岐阜大学医学部卒業。2000年虎の門病院肝臓内科。12年同病院肝臓内科医長、現在に至る。冲中記念成人病研究所研究員、藤田保健衛生大学医学部客員講師を兼任。日本内科学会総合内科専門医・指導医、日本消化器病学会評議員・専門医・指導医、日本肝臓学会評議員・専門医・指導医、日本消化器内視鏡学会専門医。

飲み薬だけで治る！ C型肝炎

平成27年12月11日　第1刷発行

著　　者　芥田憲夫
発 行 者　東島俊一
発 行 所　株式会社 法 研
東京都中央区銀座1-10-1（〒104-8104）
電話　販売03(3562)7671
http://www.sociohealth.co.jp
編集制作　株式会社 研友企画出版
東京都中央区銀座1-9-19 法研銀座ビル（〒104-0061）
電話　出版企画部　03(5159)3724
印刷・製本　研友社印刷株式会社
0123

ISBN 978-4-86513-267-0 c0077　定価はカバーに表示してあります。